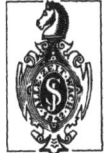

M. J. Halhuber · R. Günther · M. Ciresa

EKG-Einführungskurs

Eine praktische Propädeutik der klinischen
Elektrokardiographie

Unter Mitwirkung von
P. Schumacher und W. Newesely

Sechste, ergänzte Auflage
mit 98 Abbildungen

Springer-Verlag Berlin Heidelberg GmbH 1978

Prof. Dr. med. M.J. HALHUBER, Klinik Höhenried für Herz- und Kreislaufkrankheiten, D-8131 Bernried/Starnberger See

Prof. Dr. med. R. GÜNTHER, Medizinische Universitätsklinik, A-6020 Innsbruck

Prim. Dr. med. M. CIRESA, Bezirkskrankenhaus, A-6130 Schwaz

Dr. med. P. SCHUMACHER, Facharzt für Kinderheilkunde, A-6020 Innsbruck

Ing. W. NEWESELY, Technischer Berater, A-6020 Innsbruck

Die erste bis vierte Auflage erschien unter dem Titel „Praktischer EKG-Kurs" beim Verlag J.A. Barth, München

ISBN 978-3-540-08573-7   ISBN 978-3-662-06936-3 (eBook)
DOI 10.1007/978-3-662-06936-3

Library of Congress Cataloging in Publication Data. Halhuber, Max J.: EKG-Einführungskurs. First–4th ed. published under title: Praktischer EKG-Kurs. Bibliography: p. Includes index. 1. Electrocardiography. I. Günther, R., 1922– joint author. II. Ciresa, M., 1929– joint author. III. Title. RC683.5.E5H28 1978 616.1'2'0754 77-17921

Das Werk ist urheberrechtlich geschützt. Die dadurch begründeten Rechte, insbesondere die der Übersetzung, des Nachdrucks, der Entnahme von Abbildungen, der Funksendung, der Wiedergabe auf photomechanischem oder ähnlichem Wege und der Speicherung in Datenverarbeitungsanlagen bleiben, auch bei nur auszugsweiser Verwertung, vorbehalten. Bei Vervielfältigung für gewerbliche Zwecke ist gemäß § 54 UrhG eine Vergütung an den Verlag zu zahlen, deren Höhe mit dem Verlag zu vereinbaren ist.

© by Springer-Verlag Berlin Heidelberg 1975 and 1978
Ursprünglich erschienen bei Springer-Verlag Berlin Heidelberg New York 1978

Die Wiedergabe von Gebrauchsnamen, Handelsnamen, Warenbezeichnungen usw. in diesem Werk berechtigt auch ohne besondere Kennzeichnung nicht zu der Annahme, daß solche Namen im Sinne der Warenzeichen- und Markenschutz-Gesetzgebung als frei zu betrachten wären und daher von jedermann benutzt werden dürfen.

Herstellung: Oscar Brandstetter Druckerei KG, 62 Wiesbaden.
2121/3130-543210

Vorwort

Seit 1955 halten wir alljährlich in Innsbruck einen einwöchigen EKG-Kurs. Dieses Buch ist die Zusammenfassung unserer dabei gewonnenen didaktischen Erfahrungen.

Für die 5. Auflage wurden alle Kapitel überarbeitet, ein Teil wurde neu geschrieben, andere ergänzt oder erweitert. Mehrere schematische Zusammenfassungen und Kurvenbeispiele wurden neu aufgenommen, so die orthogonalen Ableitungen nach Frank, die Deutung sogenannter „überdrehter" Lagetypen durch Hemiblockbilder, die atrioventrikulären Überleitungsstörungen (His-Elektrogramm), die Reentry-Mechanismen und das Belastungs-EKG.

Die jetzt vorliegende 6. Auflage wurde an einigen Stellen korrigiert und ergänzt, blieb aber ansonsten unverändert.

Die Grenzen und Gefahren der EKG-Befundung, auf die unserer Meinung nach in einer Propädeutik hingewiesen werden muß, sind in einem Schlußkapitel zusammengefaßt.

Es blieb unser Hauptbestreben, dem Anfänger die schwer verdauliche Materie mundgerecht zu machen, ihm durch eine einheitliche Betrachtungsweise, nämlich die vektorielle Deutung, einen roten Faden durch das Labyrinth der EKG-Morphologie in die Hand zu geben, besonders schwierige Bereiche (z.B. die Differentialdiagnostik des Infarkts) durch gerade noch zulässige schematische Vereinfachungen verständlich zu machen und ihn dadurch auf das Studium systematischer Lehrbücher vorzubereiten. Wir glauben, daß man mehrere Lehrbücher lesen muß, um in die für den Arzt erfahrungsgemäß besonders spröde Materie einzudringen und bei der EKG-Arbeit in der Praxis Verständnis und Kritik in gleicher Weise zu fördern. Wir empfehlen folgende Werke, denen wir selber wertvolle Anregungen verdanken, auch wenn sie nicht ausdrücklich im Text zitiert sind:

BÖRGER, H.H.: EKG-Information. Darmstadt: Steinkopff 1974.
BÜCHNER, CH., DRÄGERT, W.: Schrittmachertherapie des Herzens. Mannheim: Boehringer 1973.
CABRERA, E.: Electrocardiographie clinique. Paris: Masson 1959.
FRIEDMANN, H.H.: Outline of Electrocardiography. New York-Toronto-London: McGraw-Hill 1963.
GOLDMAN, M.J.: Principles of Clinical Electrocardiography, 8. Ed. Los Altos: Lange Medical Publ. 1973.
HEINECKER, R.: EKG in Praxis und Klinik. 10. Aufl. Stuttgart: Thieme 1975.

HEINECKER, R.: EKG-Quiz, 2. Aufl. Stuttgart: Thieme 1974.
HOLZMANN, M.: Klinische Elektrokardiographie, 5. Aufl. Stuttgart: Thieme 1965.
LEMMERZ, A.H.: Das orthogonale EKG-Ableitungssystem nach Frank im Routinebetrieb, 4. Aufl. Basel-München-Paris-London-New York-Sydney: Karger 1973.
LEMMERZ, A.H.: Atlas des EKG nach Frank. Basel-München-Paris-London-New York-Sydney: Karger 1970.
LEMMERZ, A.H., SCHMIDT, R.: Registrierfehler in der EKG-Praxis. Stuttgart: Thieme 1964.
LENEGRE, J., CAROUSO, O., CHEVALIER, H.: Electrocardiographie clinique. Paris: Masson 1954.
LUTTEROTTI V., M., KORTH, C.: Atlas der klinischen Elektrokardiographie, 2. Aufl. München-Berlin: Urban & Schwarzenberg 1961.
NETTER, F.H.: The Ciba Collection of Medical Illustrations, Vol. V: Heart. New York: Ciba 1969.
RITTER, O., FATTORUSSO, V.: Atlas der Elektrokardiographie, 4. Aufl. Basel: Karger 1974.
SCHAUB, F.A.: Grundriß der klinischen Elektrokardiographie. Basel: Geigy 1965.
SCHLANDT, R.C., HURST, J.W.: Advances in Electrocardiography. New York-London: Grune & Stratton 1972.
SCHWEIZER, W.: Einführung in die Kardiologie. Bern-Stuttgart-Wien: Huber 1972.
SO, C.S.: Praktische Elektrokardiographie. München: Selecta 1974.
SODI-PALLARES, D.: Le nuove basi della elettrocardiografia. Padova: Piccin 1959.
STAUCH, M., BELZ, G.G.: Notfall-EKG-Fibel, 2. Aufl. Berlin-Heidelberg-New York: Springer 1977.
WIRTZFELD, A., BAEDEKER, W.B.: Rhythmusstörungen des Herzens. München-Berlin-Wien: Urban & Schwarzenberg 1974.

Im Gegensatz zu den bisherigen Auflagen wurde ab der 5. Auflage bewußt auf Detailzitate, wie Einzelarbeiten, Spezialveröffentlichungen und Autorenzitate im Text und bei Abbildungen verzichtet, da die Zunahme des Wissensstoffes die Übersichtlichkeit beeinträchtigen und den Umfang eines Einführungskurses unverhältnismäßig überschreiten würde.

Wir möchten dem Springer-Verlag, insbesonders Herrn Münster für die angenehme Zusammenarbeit danken.

Die Verfasser

Inhaltsverzeichnis

1.	Die vektorielle Betrachtungsweise	1
2.	Die üblichen EKG-Ableitungen und ihre Beziehung zueinander	8
3.	Die Deutung der „elektrischen" Lage des Herzens	24
4.	Das normale Elektrokardiogramm, Beschreibung und Grenzbefunde	29
4.1.	Die P-Zacke	29
4.2.	Das av-Intervall (PQ bzw. PR)	30
4.3.	Der QRS-Komplex	30
4.3.1.	Die Amplitude von QRS	31
4.3.2.	QRS-Dauer	32
4.3.3.	QR-Zeit (intrinsicoid-deflection)	32
4.4.	Die ST-Strecke	33
4.5.	Die T-Welle	33
4.6.	Die QT-Dauer	34
4.7.	Die U-Welle	34
5.	Gedächtnishilfe zur systematischen EKG-Beschreibung und Beurteilung	35
6.	Ventrikuläre Leitungsstörungen – Schenkelblockbilder	38
6.1.	Unifaszikuläre Blockbilder	40
6.1.1.	Rechtsschenkelblock	40
6.1.1.1.	Wilson-Block	41
6.1.1.2.	Klassischer Rechtsschenkelblock: „Diskordanter Block"	42
6.1.1.3.	Klassischer Rechtsschenkelblock: „Konkordanter Block"	42
6.1.1.4.	Inkompletter Rechtsschenkelblock	43
6.1.2.	Linksanteriorer Hemiblock – LAH	44
6.1.3.	Linksposteriorer Hemiblock – LPH	44
6.2.	Bifaszikuläre Schenkelblockbilder	45
6.2.1.	Linksschenkelblock	45
6.2.2.	Linksanteriorer Hemiblock und Rechtsschenkelblock	47
6.2.3.	Linksposteriorer Hemiblock und Rechtsschenkelblock	47
6.3.	Trifaszikuläre Blockbilder	48
7.	Das WPW-Syndrom	52

8.	Das EKG bei Hypertrophie einzelner Herzteile	57
8.1.	Das EKG bei Hypertrophie der Vorhöfe.	57
8.2.	Das EKG bei Hypertrophie der Kammern	60
8.2.1.	Depolarisation.	62
8.2.2.	Repolarisation.	64
8.2.3.	Herzachsenlage	66
9.	Das Herzinfarkt-EKG.	69
9.1.	Hypothesen zu Nekrose, Läsion, Ischämie	69
9.1.1.	EKG bei Nekrose (Infarkt-Q)	69
9.1.2.	EKG bei Läsion (Außenschichtalteration-ST-Hebung).	70
9.1.3.	EKG bei lokaler Ischämie (terminal negatives T)	71
9.1.4.	Das EKG bei akuter Hypoxie („Erstickungs-T")	72
9.1.5.	EKG bei chronischer Koronarinsuffizienz (Innenschichtalteration)	73
9.2.	Zur Topographie des Herzinfarktes	75
9.2.1.	Der ausgedehnte Vorderwandinfarkt (Anterior-Infarkt)	77
9.2.2.	Der anteroseptale Infarkt (vorderer Septuminfarkt)	78
9.2.3.	Der anterolaterale Infarkt (vorderer Lateralinfarkt bzw. vorderer Seitenwandinfarkt)	78
9.2.4.	Lateral-Infarkt.	78
9.2.5.	Der Hinterwandinfarkt (Posterior-Infarkt).	79
9.2.6.	Der hintere Septuminfarkt.	79
9.2.7.	Der posterolaterale Infarkt (hinterer Lateralinfarkt).	79
9.2.8.	Multiple Infarkte (z.B. Anterior-Posterior-Infarkt)	79
9.2.9.	Der apikale Infarkt (Spitzeninfarkt).	79
9.2.10.	Der posteroinferiore Infarkt (unterer Hinterwandinfarkt).	80
9.2.11.	Die hohen Infarkte.	80
9.2.12.	Der Innenschichtinfarkt (subendokardialer Infarkt).	80
9.3.	Entwicklung und Stadieneinteilung des Infarktes	80
9.4.	Differentialdiagnose des Herzinfarkt-EKG.	83
9.4.1.	Differentialdiagnose infarktverdächtiger QRS-Veränderungen	84
9.4.1.1.	Differentialdiagnose des Hinterwandinfarktes	84
9.4.1.2.	Differentialdiagnose des Vorderwandinfarktes	90
9.4.2.	Differentialdiagnose infarktverdächtiger ST-Hebungen	91
9.4.3.	Differentialdiagnose des infarkt-verdächtigen (terminalnegativen) T.	92
9.5.	Infarkt und Schenkelblock	92
10.	Die Endteilveränderungen	94
10.1.	Ursachen der Endteilveränderungen	94
10.1.1.	Primär kardial bedingte Endteilveränderungen	95

10.1.1.1. Absolute und relative Koronarinsuffizienz bei degenerativen Herzerkrankungen 95
10.1.1.2. Entzündliche Herzerkrankungen 96
10.1.2. Primär extrakardial bedingte Endteilveränderungen . . . 97
10.1.2.1. Neurovegetative Störungen 97
10.1.2.2. Elektrolytstörungen 98
10.1.2.3. Digitalis 100
10.1.2.4. Vorgetäuschte ST-Senkungen 102

11. Das Belastungs-EKG 104

11.1. Für eine koronare Herzkrankheit verdächtige Belastungs-EKG-Veränderungen 105
11.2. Fragliche, bzw. prognostisch unverläßliche Belastungs-EKG-Veränderungen 106
11.3. Absolute Kontra-Indikationen zur Durchführung eines Belastungs-EKG bzw. einer Fahrrad-Ergometrie 106
11.4. Relative Kontra-Indikationen 106
11.5. Abbruchkriterien 107

12. Diagnostik der Herzrhythmusstörungen im EKG 109

12.1. Sind (normale) P-Zacken vorhanden? 110
12.2. Welchen Abstand haben die P-Zacken untereinander? . . 112
12.3. Wie sind die P-Zacken geformt? 114
12.4. Welchen Abstand haben die P-Zacken von dem nachfolgenden QRS-Komplex? 114
12.5. Welchen Abstand haben die gleich aussehenden Kammerkomplexe untereinander? 118
12.6. Welche zeitliche Beziehung haben die anders geformten Kammerkomplexe untereinander oder zum Grundrhythmus? 118
12.6.1. Extrasystolen 119
12.6.2. Ersatzsystolen 122
12.6.3. Ersatzrhythmen 122
12.6.4. Parasystolen (Pararhythmie) 126
12.7. Häufigkeit der verschiedenen Arrhythmieformen 130

13. Das Schrittmacher-EKG 131

13.1. Starrfrequente Schrittmacher 131
13.2. Bedarfs- bzw. Demand-Schrittmacher 132
13.2.1. R-Wellen inhibiert 132
13.2.2. R-Wellen getriggert 132

13.3.	Vorhofgesteuerter Schrittmacher	132
13.4.	Bifokaler Demand-Schrittmacher	132
13.5.	Störungen nach Schrittmacherimplantation	134
13.5.1.	Vollständiger Ausfall der Schrittmacherimpulse	134
13.5.2.	Normale Schrittmacherimpulse ohne Reizbeantwortung	134
13.5.3.	Schrittmacher-Rasen	134
14.	**Das EKG des Kindes**	**135**
14.1.	Der physiologische Wandel des elektrokardiographischen Gesamtbildes	135
14.1.1.	Neugeborenenalter	135
14.1.2.	Säuglingsalter	138
14.1.3.	Kleinkindalter	139
14.1.4.	Schulalter	140
14.2.	Morphologische Besonderheiten der kindlichen Stromkurven	140
14.3.	Einflüsse extrakardialer Faktoren	144
14.4.	Technische Schwierigkeiten	147
15.	**Zur Technik des EKG-Schreibens**	**149**
16.	**Abschließende Warnungen zur EKG-Diagnostik**	**154**
16.1.	Herzrhythmusstörungen	154
16.2.	Infarktdiagnostik	154
16.3.	Verdacht auf Hypertrophie einzelner Herzteile	155
Sachverzeichnis		**160**

1. Die vektorielle Betrachtungsweise

Aus didaktischen Gründen wird in allen Abschnitten dieses Buches eine einheitliche Betrachtungsweise des elektrophysiologischen Geschehens im Herzen beibehalten, nämlich die Vektortheorie, die auf der Dipoltheorie beruht. Dadurch werden andere theoretische Erklärungen der EKG-Stromkurve, z.B. die Differenzkonstruktion, nicht etwa als unrichtig abgelehnt. Es ist dies nur eine didaktische Vereinfachung, die dem Anfänger die Einführung in die klinische Elektrokardiographie erfahrungsgemäß erleichtert.

In diesem einführenden Kapitel sollen nur einige Grundprinzipien der Elektrophysiologie so weit erörtert werden, als sie zum Verständnis der klinischen Elektrokardiographie und zur richtigen Interpretation von Stromkurven notwendig sind.

Ein einfacher Zugang zur Elektrophysiologie des Herzens ist die Betrachtung der elektrischen Eigenschaften einer einzelnen Herzmuskelfaser in Ruhe, während der Ausbreitung (Depolarisation) und während des Rückgangs (Repolarisation) einer Erregung. Dann erst soll der Begriff des Dipols und des Vektors erörtert werden.

Wir wissen, daß zahlreiche Energieumwandlungen mit elektrischen Zustandsänderungen einhergehen. Auch die Erregung einer Muskelfaser bewirkt noch vor der mechanischen Kontraktion elektrische Phänomene. Am Herzen geht der mechanischen Systole ein elektrischer Erregungsvorgang um Sekundenbruchteile voraus. Da die Erregungsvorgänge am ausgedehnten Muskelfasersynzytium des Herzens in verschiedenen Richtungen ablaufen und komplizierter Natur sind, wollen wir zur Vereinfachung der Erklärung aller elektrischen Erscheinungen vorerst eine einzelne Muskelfaser als Modell nehmen und an ihr den Erregungsablauf studieren. Dabei merken wir uns als wichtigste Tatsache das sogenannte dritte bioelektrische Grundgesetz:

Bioelektr. Grundgesetz

„Der erregte Muskelbezirk verhält sich gegenüber dem unerregten elektronegativ.'

Wir bezeichnen eine im Ruhezustand befindliche Muskelfaser als *polarisiert*. Erregen wir nun die Faser, z.B. an ihrem linken Ende (Abb. 1), wobei es gleichgültig ist, ob wir mechanisch, chemisch oder elektrisch reizen, so breitet sich eine Erregungswelle in Sekundenbruchteilen über die Faser aus. An der erregten Stelle wird die Durchlässigkeit der Membran plötzlich und vorübergehend stark gesteigert, und diese Stelle nimmt für kurze Zeit die negative Ladung des Faserinneren an.

Den Vorgang der Durchlässigkeitserhöhung der Zellmembran im Zustand der Erregung bezeichnen wir als *Depolarisation*. Es entsteht nun an der Außenseite ein Potentialgefälle zwischen den negativen Ladun-

Depolarisation

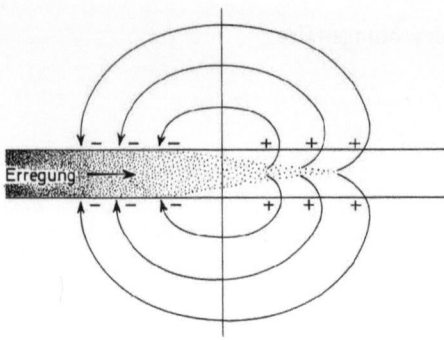

Abb. 1. Ausbreitung der Erregung in einer Muskelfaser

Aktionsstrom gen des schon erregten und den positiven Ladungen des noch nicht erregten Fasergebietes (Abb. 1). Um diese Potentialdifferenzen auszugleichen, fließt ein Strom, der sogenannte Aktionsstrom. Er fließt von der noch unerregten Faseroberfläche zu den erregten Teilen. Legen wir zwei Elektroden an die Faseroberfläche (Abb. 2), so können wir diesen „Axialstrom" mit einem Galvanometer messen. Solange die Faser unerregt ist, besteht zwischen den Punkten a und b keine Potential-

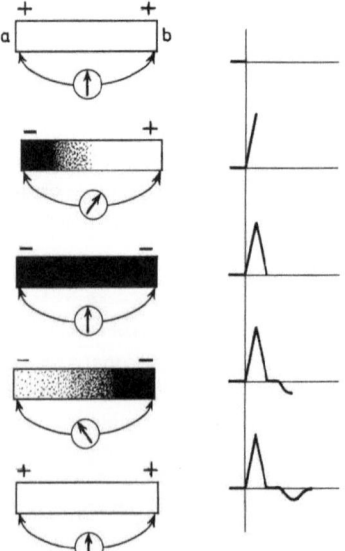

Abb. 2. Depolarisation und Repolarisation einer Muskelfaser

differenz und das Galvanometer zeigt keinen Ausschlag. Sobald aber eine Erregungswelle vom Punkte a ausgehend über die Faser abläuft, ist der Punkt a gegenüber dem Punkt b elektronegativ. Der Galvanometerausschlag gibt das Ausmaß der dadurch entstandenen Potentialdifferenz (Spannung) wieder, und das rechts aufgezeichnete Elektrogramm stellt die sich ändernde Potentialdifferenz zwischen den Punkten a und b in ihrem zeitlichen Verlauf graphisch dar. Sobald die Erregungswelle die ganze Muskelfaser durchlaufen hat und diese also gleichmäßig depolarisiert ist, besteht keine Potentialdifferenz mehr zwischen den Punkten a und b, es fließt kein Aktionsstrom mehr, die Stromkurve kehrt zur 0-Linie zurück. Wenn also die ganze Faser erregt ist, bestehen nur negative Ladungen an der Außenseite und es lassen sich – wie in Ruhe – keine Potentialdifferenzen messen. Erst mit der Rückbildung der Erregung — der *Repolarisation* — ist wieder ein Potentialgefälle vorhanden. Wenn die Repolarisation ihren Ausgang wieder vom Punkt a nimmt, also vom linken Faserende, wo auch die Depolarisation begonnen hat, dann ist das Potentialgefälle dem der Depolarisation entgegengesetzt gerichtet. Diesmal ist ja der Punkt a gegenüber dem Punkt b elektropositiv. Da die Rückbildung der Erregung, die Repolarisation, anders und langsamer vor sich geht als die Depolarisation, ist die Nachschwankung (T) eine andersgeartete Welle als die Hauptschwankung (R). Sobald die Repolarisation, d.h. der Rückgang der Erregung der Muskelfaser wieder völlig abgeschlossen ist, bestehen wiederum keine Potentialdifferenzen mehr zwischen den Punkten a und b, das Galvanometer und die Stromkurve kehren wieder in die Ruhelage bzw. 0-Linie zurück. Stellen wir uns nun das Modell unserer Muskelfaser in einem leitenden Medium, z.B. in einer mit Kochsalzlösung gefüllten Petrischale vor, so beeinflußt die erregte Muskelfaser dieses Medium nach Art eines elektrischen Feldes, wie ein zwischen zwei nahen Punkten entstandener Potentialunterschied. Der Physiker nennt eine solche Zusammenfassung von zwei annähernd punktförmigen entgegengesetzten Ladungen Dipol. Bei der Ausbreitung einer Erregungswelle in einer Muskelfaser schiebt die negative Ladung des erregten Gebietes die positive Ladung des noch unerregten Gebietes sozusagen vor sich her. An der Grenzlinie bilden die beiden Ladungen eben einen Dipol. (Siehe auch Abb. 4, welche den Erregungsvorgang der Einzelmuskelfaser auf das Herz im Einthovenschen Dreieck überträgt.)

Die durch den Dipol „Muskelfaser" erzeugte Potentialverteilung wird elektrisches Feld des Dipols genannt. Alle Punkte mit denselben Potentialen liegen auf den sogenannten Isopotentiallinien (Abb. 3 und 4). Vergleichen wir den Erregungsvorgang der Einzelmuskelfaser mit dem des Herzens als Summe zahlreicher Fasererregungen und setzen wir das leitende Milieu den umgebenden Körpergeweben gleich, so können wir von der Oberfläche des Körpers wie vom Rande der Salzlösung in der Petrischale mit Elektroden die verschiedenen Potentialdifferenzen während der Erregungsausbreitung im Herzen abgreifen.

Dipol im elektrischen Feld   Die Wirkungen eines solchen Dipols bzw. der Muskelfaser auf das elektrische Feld hängen ab von der Lage, der Richtung und der Größe der Ladungen des Dipols. Entlang einer Geraden, welche durch die Mitte des Dipols senkrecht durch die Dipolachse geht, herrscht zwischen allen Punkten keinerlei Potentialdifferenz. Diese Linie mit dem Potential 0 (null) teilt unser — angenommen kreisförmig begrenztes — elektrisches Feld in eine positive, den positiven „Kopf" des Dipols enthaltende Hälfte, und in eine negative, in der das negative „Schwanzende" des Dipols liegt. Je näher wir mit einer Elektrode am Rande des Feldes an das positive oder negative Dipolende heranrücken, umso größer wird der positive oder negative Ausschlag des anzeigenden Galvanometers bzw. des Elektrokardiographen werden. Am größten sind die Potentiale in der Längsrichtung des Dipols, bzw. seiner elektrischen Achse, und am kleinsten in der Nähe der 0-Linie, welche senkrecht auf der elektrischen Achse steht. Aus Abb. 3 wird ersichtlich, warum das Galvanometer im oberen Beispiel eine Potentialdifferenz zwischen den Punkten A und B von 3 mißt (es verbindet zwei Punkte, welche auf den Isopotentiallinien −1,5 und +1,5 liegen). Im unteren Beispiel zeigt das Galvanometer einen geringen Ausschlag 2, da es einen Punkt A, welcher auf der Isopotentiallinie 0, senkrecht zur elektrischen Achse des Dipols steht, und einen Punkt B der Isopotentiallinie +2, welcher auf

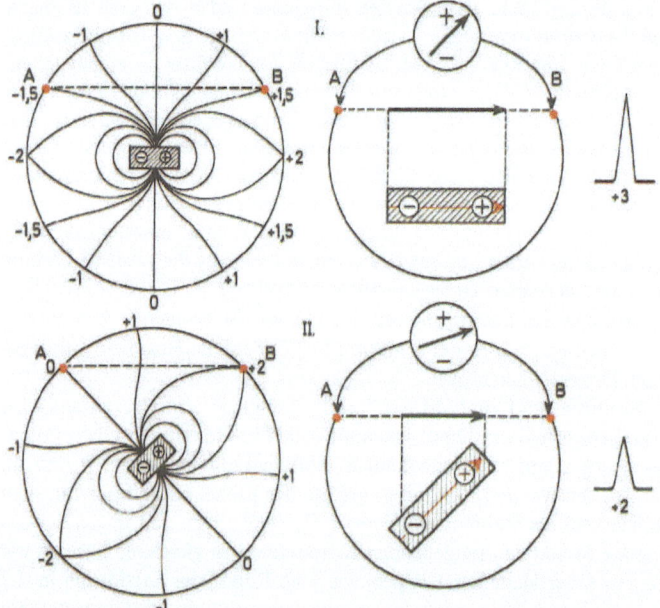

Abb. 3. Dipol im elektrischen Feld

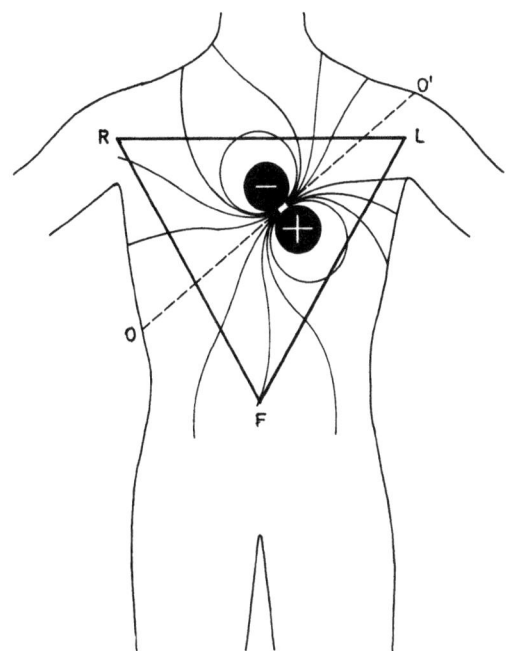

Abb. 4. Das Herz als Dipol im elektrischen Feld (Körper) mit Einthovenschem Dreieck

der elektrischen Achse liegt, verbindet. In Abb. 4 ist unsere Modellvorstellung von der Muskelfaser bzw. dem Dipol auf das menschliche Herz übertragen. Natürlich trifft diese Hilfsvorstellung nur zum Teil zu:

1. Ist das Herz nicht ohne weiteres in seinen Erregungsvorgängen mit einer Einzelmuskelfaser zu vergleichen. Das elektrische Verhalten ist jedoch, aus entsprechender Elektrodenentfernung betrachtet, ähnlich dem mehrerer Einzellichtquellen, die aus der Entfernung als *ein* Licht gesehen werden.

2. Ist der Körper kein ideales homogenes Medium; seine Gewebe leiten verschieden gut. Die Erfahrung hat aber gelehrt, daß dieser Unterschied in der Leitfähigkeit praktisch zu vernachlässigen ist.

3. Der Dipol „Herz" liegt nicht ideal in der Mitte eines kugelförmigen homogenen Leiters; der Abstand Herz–Extremitätenansatz bleibt jedoch ziemlich konstant und ist von den Arm- und Beinansätzen etwa gleichweit entfernt. Deshalb konnte das sogenannte Einthovensche Dreieck aus den Ableitungslinien konstruiert werden. Statt der Ableitungslinie A–B, an welcher wir in der Abb. 3 unsere Elektroden zur Messung der Potentialdifferenz angesetzt haben, verwenden wir nun z. B. die Ableitungslinie zwischen R = rechter Arm und L = linker

Arm, das ist die Ableitung I der bipolaren Ableitungen, bei welcher wir die Potentialdifferenz zwischen den Punkten R und L messen.

In der Abb. 4 sind noch die Isopotentiallinien des Dipols „Herz" im elektrischen Feld „Körper" eingezeichnet. Da es aber für die Praxis umständlich wäre, die verschiedenen Potentiallinien im elektrischen Feld zu konstruieren, wurde durch den Vektorbegriff eine wesentliche Vereinfachung getroffen.

Vektorbegriff — Eine Größe, die lediglich durch einen Betrag bestimmt werden kann, ist eine *skalare* Größe (das Gewicht, die Temperatur usw.), während eine Größe, die zu ihrer Bestimmung einen Betrag und eine Richtung braucht, eine *vektorielle* Größe ist. Die elektromotorische Kraft beispielsweise ist eine vektorielle Größe; sie wird durch einen Betrag und eine Richtung bestimmt und kann durch einen *Vektor* dargestellt werden.

Vektor-charakteristik — Ein Vektor ist ein Teilstück einer Geraden und hat die folgenden Eigenschaften

a) Er hat einen Anfangs- und einen Endpunkt.

b) Er hat eine Lage, und zwar diejenige der Geraden, die ihn trägt, auch „Vektorträger" genannt. Man spricht von Achse, wenn die Gerade gerichtet ist.

c) Er hat einen Richtungssinn, der durch den Lauf eines fiktiven Geschosses vom Anfangs- zum Endpunkt gegeben ist.

d) Er hat eine Länge oder einen Betrag, das heißt die Distanz zwischen Anfangs- und Endpunkt des Vektors, gemessen durch eine vorher gewählte Einheit. Diese Größe, mit + oder − bezeichnet, ist die numerische Komponente des Vektors in bezug auf seine Achse.

Die gerichtete Größe zeichnen wir als Pfeil auf. Er gibt die Richtung der Erregungsausbreitung in der Muskelfaser (Dipol) im leitenden Medium (Körper) an. Seine Lage wird durch die Lage der Ladungen, die er verbindet, bestimmt, und seine Größe (in Längeneinheiten) entspricht der Größe des Potentialunterschiedes zwischen den Polen (in Spannungseinheiten = mV). Nach internationalem Übereinkommen weist die Vektorspitze stets zum positiven Pol. Da am Herzen die Haupterregungsrichtung von der Herzbasis zur Herzspitze verläuft, hat auch der größte Vektor während der Herzerregung diese Richtung. Sie entspricht in ihrer Projektion auf die Frontalebene ungefähr der anatomischen Herzachse. Es handelt sich dabei nicht um einen Einzelvektor, sondern bei der Masse von Muskelfasern, die das Herz aufbauen, um einen Summations- oder Integralvektor, der die Zusammenfassung der Haupterregungsrichtungen zahlreicher kleinerer Einzelvektoren darstellt. Aber auch diese Ausdrucksweise ist noch nicht genau genug, denn es wird der Zeitfaktor noch nicht berücksichtigt. Wir müssen also ergänzen: Es handelt sich um den Integral- oder Summationsvektor in einem bestimmten Zeitpunkt der Herzerregung. In jedem Augenblick des Erregungsablaufes im Herzen hat ja dieser Dipol bzw. dieser Vektor eine andere Größe und Richtung, die heute durch die Vektorkardiographie sogar direkt registriert werden kann. Während das EKG nur die sich

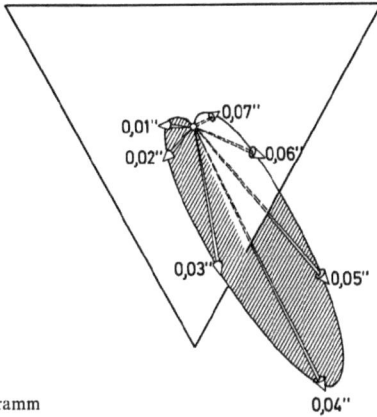

Abb. 5. Umhüllungs-Vektorkardiogramm

ändernde Spannung — stets zwischen zwei Punkten — in ihrem zeitlichen Ablauf wiedergibt, registriert das Vektorkardiogramm fortlaufend die Umhüllungskurve aller Vektorspitzen während einer Herzaktion (Abb. 5).

<small>Vektorkardiogramm</small>

Die Vektorkardiographie hat folgende Aufgabe: Es soll ein System von drei Ableitungen (drei Achsen) gefunden werden, welche die Komponenten des Herzvektors in den drei Dimensionen des Raumes zu konstruieren gestatten. Die Größe des resultierenden Herzvektors und seine Richtung im Raume soll dadurch für jede Phase der Herzaktion bestimmt werden.

<small>Vektorkardiographie</small>

<small>Bietet nun die Darstellung des räumlichen Geschehens in der Vektorkardiographie, also die Projektion der räumlichen Vektorumhüllungsschleife in drei Ebenen, Vorteile gegenüber den Erkenntnissen, die uns die vektorielle Deutung des EKG vermittelt? Prinzipiell kann dies nicht der Fall sein, da die Komponenten des Vektorkardiogramms stets zwei EKG sind. Aber die Diskussion über die Vorteile der Vektorkardiographie gegenüber der Elektrokardiographie ist noch nicht abgeschlossen. Es konnte gezeigt werden, daß die elektrokardiographische Diagnose in bestimmten Fällen durch die Vektorkardiographie wertvoll ergänzt und verfeinert werden kann. Als Ursachen dafür werden angegeben: Die größere Anschaulichkeit des Vektorkardiogramms, besonders hinsichtlich der Darstellung der räumlichen bioelektrischen Vorgänge, zweitens die Tatsache, daß diese Vorgänge im Elektrokardiogramm infolge der Ableitungsmethodik der üblichen elektrokardiographischen Ableitungen mitunter in einer Art dargestellt werden, die den tatsächlichen Verhältnissen weniger gerecht wird, als die vektorkardiographische Darstellung, und schließlich die Tatsache, daß das elektrokardiographische Bild bei einander entgegengesetzt gerichteten bioelektrischen Mechanismen in manchen Fällen uncharakteristisch ist, während man aus dem Vektorkardiogramm noch für beide Mechanismen (z.B. Links- und Rechtshypertrophie, Schenkelblock und Herzmuskelinfarkt), kennzeichnende Veränderungen ablesen kann. Bezüglich weiterer Einzelheiten wird auf die „Klinische Vektorkardiographie" von R. Wenger (Darmstadt: Steinkopff 1969) verwiesen.</small>

2. Die üblichen EKG-Ableitungen und ihre Beziehung zueinander

Wie wir an den Rand des elektrischen Mediums, in dessen Mitte sich die erregte Muskelfaser befand, Elektroden anlegen und mit einem Galvanometer Potentialdifferenzen messen konnten (Abb. 3), so kann man auch von der Oberfläche des menschlichen Körpers die durch den Herzmuskel erzeugten Potentialdifferenzen abnehmen. Seit Einthoven werden dazu die Ansatzstellen der Arme und des linken Beines (man kann auch das rechte Bein nehmen) verwendet (Abb. 4). Arme und Beine erfüllen dabei nur die Funktion eines Verlängerungskabels, weshalb die Elektroden unbeschadet auch an den Unterarmen oder Unterschenkeln angelegt werden können.

Extremitätenableitungen nach Einthoven (Standardableitungen oder bipolare Extremitätenableitungen)

Das Einthovensche Dreieck wird aus den drei Ableitungspunkten am rechten Arm, am linken Arm und am linken Bein gebildet. Es stellt ein gleichseitiges Dreieck dar, dessen Seiten als Ableitungslinien bezeichnet werden. Ableitung I liegt zwischen den Elektroden am rechten und linken Arm, Ableitung II zwischen rechtem Arm und linkem Bein und Ableitung III zwischen linkem Arm und linkem Bein. Die Projektion eines Vektors auf die einzelnen Ableitungslinien im Herzen läßt sich durch Fällung der Senkrechten gewinnen. Andererseits kann man umgekehrt aus der Zackenhöhe der Stromkurven in zwei Ableitungen den zugehörigen Vektor konstruieren (Abb. 6). Die Projektion des Vektors auf eine Ableitungslinie ist am größten, wenn er der Ableitungslinie parallel liegt, während sie mit zunehmendem Winkel zwischen

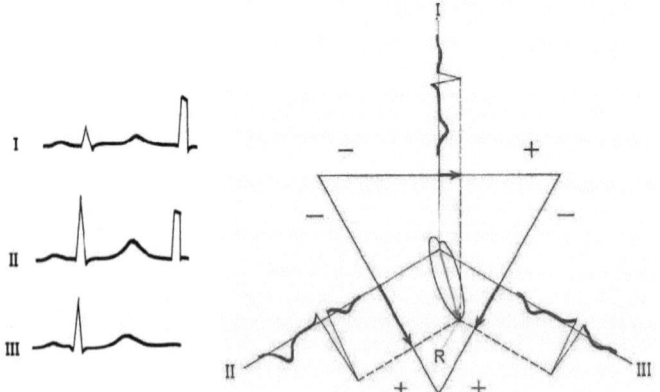

Abb. 6. R-Vektorprojektion

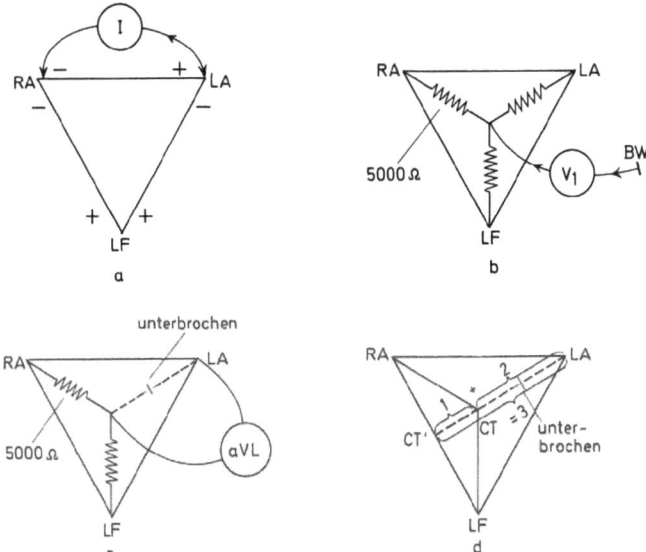

Abb. 7a–d. Die Entwicklung der unipolaren Ableitungen

Vektor und Ableitung kleiner wird. Steht die Ableitung senkrecht auf dem Vektor, so wird er sich nur noch als Punkt darstellen lassen.

Die Einthoven-Ableitungen liegen in der frontalen Körperebene. Da sie die Potentialdifferenzen zwischen zwei Elektroden messen (Abb. 7a), werden sie als *bi*polar bezeichnet.

Durch Zwischenschalten von hochohmigen Widerständen zwischen die Extremitätenableitungen (Sternschaltung) hatte Wilson eine Elektrode erhalten, die in der Mitte des Einthovenschen Dreiecks liegt (Abb. 7b) und die von ihm als „central terminal" bezeichnet wurde. Diese indifferente Elektrode kann man sich auch im Nullpunkt des Dipols zwischen positiver und negativer Ladung vorstellen. Bei Drehungen des Dipols um diesen Nullpunkt wird die Lage dieser 0-Elektrode sich nicht verändern. Da sich herausstellte, daß die EKG-Zacken, die man mit einer Tastelektrode gegen diese 0-Elektrode schreibt, kleiner sind, als die der Standardableitungen, die ja ihre Potentialdifferenzen von zwei differenten Elektroden beziehen (Abb. 7a), wurden sie durch Goldberger verstärkt, indem er die zwischen der Tastelektrode und der 0-Elektrode liegende Ableitung völlig unterbrach (Abb. 7c). Wenn man nun z.B. aVL schreiben will, dann wird durch diese Unterbrechung der 0-Punkt (CT) in die Mitte der Ableitung zwischen dem rechten Arm und dem linken Bein (CT′) verschoben. Aus Abb. 7d wird ersichtlich, daß durch

„Centralterminal" nach Wilson

diese 0-Punkt-Verlagerung von CT nach CT' eine Vergrößerung der ursprünglich zwischen CT (central terminal) und LA (linker Arm) gelegenen Ableitung VL (voltage left arm) im Verhältnis 3:2 bzw. 1,5:1 stattfindet und dadurch eine vergrößerte (augmented) Ableitung aVL nach Goldberger entsteht. Die Zacken dieser Ableitung sind etwa gleich groß wie die mit einer bipolaren Standardableitung gewonnenen.

Abb. 8a–c zeigt die Elektrodenanlage in praxi für die Standardableitungen nach Einthoven (a), die unipolaren Ableitungen nach Goldberger (b) und die unipolaren Brustwandableitungen nach Wilson (c).

Extremitätenableitungen nach Goldberger (unipolare Extremitätenableitungen)

Die Goldberger-Ableitungen könnte man auch als „bipolare" Ableitungen bezeichnen, von denen Potentialdifferenzen zwischen zwei Elektroden gemessen werden, deren eine fast ein 0-Potential hat. Dadurch werden die Goldberger-Ableitungslinien gegen den Nullpunkt (0-Potential) in der Mitte des Einthovenschen Dreiecks gerichtet sein und mit dessen Seiten (Standard-Ableitungslinien) einen Winkel von 30 Grad bilden.

Auf diese Weise erhalten wir nun 6 Ableitungen in der Frontalebene, die außer aVR, das in der Höhe des rechten Armansatzes liegt, jeweils um 30 Grad gegeneinander verschoben sind und das elektrische Geschehen im Herzen aus verschiedenen Blickwinkeln zu betrachten erlauben.

Durch eine vereinfachende Konstruktion kann man alle diese 6 Ableitungen in der Frontalebene aus dem Herzmittelpunkt bzw. Wilson's

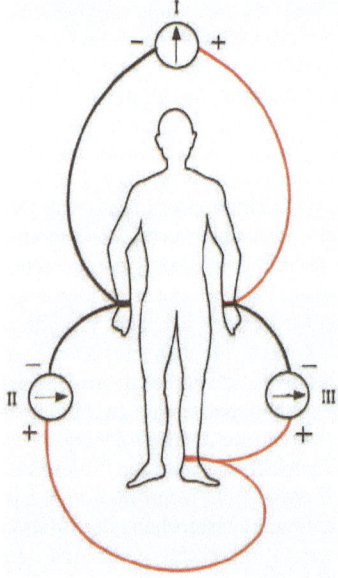

Abb. 8a

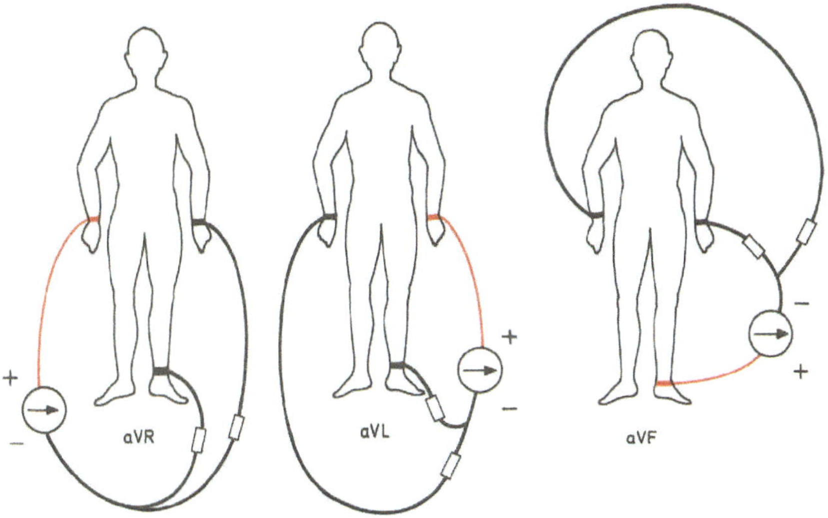

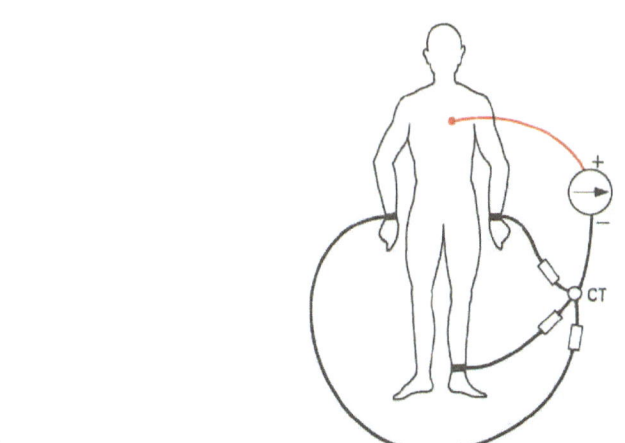

Abb. 8b

Abb. 8c

central terminal (Nullpunkt des Dipols) entspringen lassen. Man verschiebt dazu die Standardableitungen (Seiten des Einthovenschen Dreiecks) durch den Herzmittelpunkt parallel (Abb. 9a). Wenn wir dem Dreieck eine Kreis umschreiben, dann müssen wir die Ableitungspunkte I, II, und III jetzt dort eintragen, wo die durch den Mittelpunkt parallel verschobenen Ableitungslinien den Kreisumfang schneiden. Durch diese geometrische Konstruktion haben wir die Standardablei-

Hexaxialsystem tungen zu „unipolaren" Ableitungen gemacht, indem wir sie ebenfalls aus dem Nullpunkt in der Herzmitte entspringen ließen. Wir begehen damit keinen wesentlichen Fehler, da wir an ihrer Gesamtorientierung in der Frontalebene nichts geändert haben. Wir können an dieser Dreiachse nun alle Vektorprojektionen auf die Frontalebene einzeichnen, was besonders die Bestimmung der Herzlage erleichtert. Auf den Körper übertragen liegt nun die Ableitung aVL an der linken Schulter, I links horizontal, II am Ansatz des linken Beines, aVF am Mons pubis in der Körpermittellinie, III am Ansatz des rechten Beines und aVR an der rechten Schulter. Wenn wir die obere Kreishälfte bei Ableitung I beginnend (± 0 Grad) im Gegenuhrzeigersinn in −180° einteilen, dann liegt aVL bei −30° und aVR bei −150°. In gleicher Weise teilen wir die untere Kreishälfte — diesmal im Uhrzeigersinn — in +180° ein. Ableitung II liegt dann bei +60°, Ableitung aVF bei +90° und Ableitung III bei +120° (Abb. 9b u. c).

Reihung der Extremitätenableitungen Diese heute übliche Reihenfolge und Polung der Extremitätenableitungen ist historisch bedingt, könnte aber durch eine einfache Änderung im Schaltschema der EKG-Apparate verbessert werden, um die Lücke zwischen 0° und +60° durch eine Elektrode bei +30° (−aVR) zu schließen.

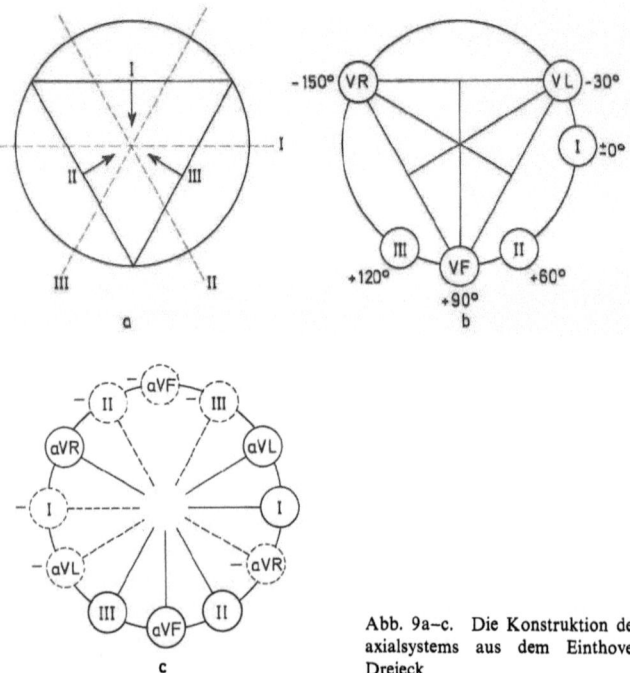

Abb. 9a–c. Die Konstruktion des Hexaxialsystems aus dem Einthovenschen Dreieck

Unter Berücksichtigung von Polung und topographischer Lage der Ableitungslinien lassen sich die Extremitätenableitungen in folgender Reihenfolge gesetzmäßig anordnen (Abb. 10).

In Italien ging man zuerst daran, die Geräte auch so zu schalten, daß das EKG-Programm in der angegebenen Reihenfolge geschrieben werden kann. Deutsche Firmen ergänzen auf Wunsch ihre Geräte diesbezüglich.

Es bleibt die Hoffnung, daß diese bisher vereinzelten Ansätze Schule machen und es erscheint sicher, daß sich dadurch die Arbeit der Auswertung nicht nur für den Anfänger erleichtert, sondern auch manches sog. ‚elektrokardiographische Phänomen' sich in nichts auflösen wird.

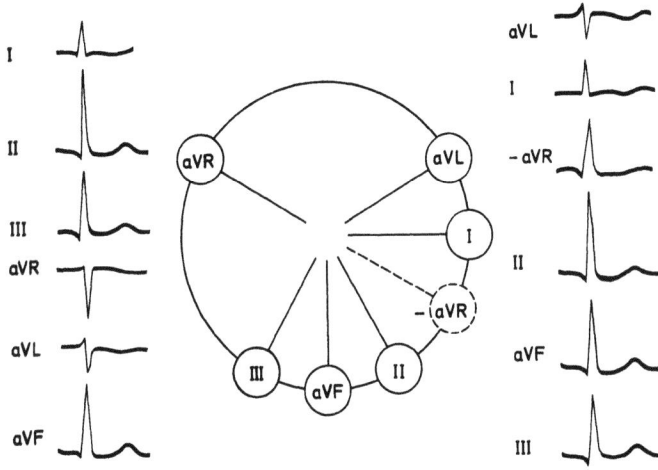

Abb. 10. Vorschlag zu einer verbesserten Reihung der Extremitätenableitungen

Um die räumlichen Vektoren im Herzen genauer erfassen und bestimmen zu können, müssen wir neben ihrer Projektion auf die frontale Ebene auch die Projektion auf die Horizontalebene kennen und auch noch Elektroden in einer Horizontalebene anlegen. Sie sind in der Lage, auch diejenigen Vektoren zu erfassen, die senkrecht auf die Frontalebene stehen und sich daher auf dieser nicht abbilden. Brustwand-ableitungen oder Wilson-Ableitungen

Abb. 11 zeigt die Anlage der Elektroden am Rande der Horizontalebene, die mit V 1–6 (voltage) bezeichnet werden. Am Körper legen wir die Elektroden im Bereiche der Brustwand an. Es handelt sich wiederum um unipolare Ableitungen, die nach dem Schema der Abb. 7b mit einer Tastelektrode geschrieben werden. Da sie dem Herzen sehr nahe liegen, sind ihre Ausschläge größer als die der Extremitätenableitungen, weshalb man sie nicht mehr zu verstärken braucht. Aus Abb. 12 ist ersichtlich, daß V 1 im 4. ICR (Interkostalraum) parasternal rechts, V 2 in gleicher Weise parasternal links, V 3 zwischen V 2 und V 4, V 4 in der Medioklavikularlinie in Höhe des Herzspitzenstoßes (wenn nicht tastbar in Höhe des Lage der Brustwand-elektroden

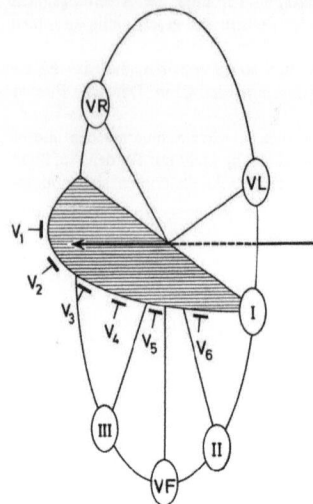

Abb. 11. Die Ableitungen in der Horizontalebene

5. ICR), V 5 in gleicher Höhe wie V 4 in der vorderen Axillarlinie und schließlich V 6 in derselben Höhe in der mittleren Axillarlinie angelegt werden. Man kann selbstverständlich viele Elektroden nach links und rechts herum um den Thorax anlegen, doch kommt man gewöhnlich mit 6 Ableitungen aus. Wenn man die Ableitungen nach rechts verlängert, dann entspricht der Ableitung V3 auf der rechten Thoraxwand V 3 r (V 1 r entspricht V 2, V 2 r entspricht V 1).

Das Nehbsche Dreieck (bipolare Brustwandableitungen)
Mit dem Nehbschen Dreieck wird versucht, das Herz in einer schrägen Ebene mit Ableitungslinien zu umfassen, die man sich aus dem Eint-

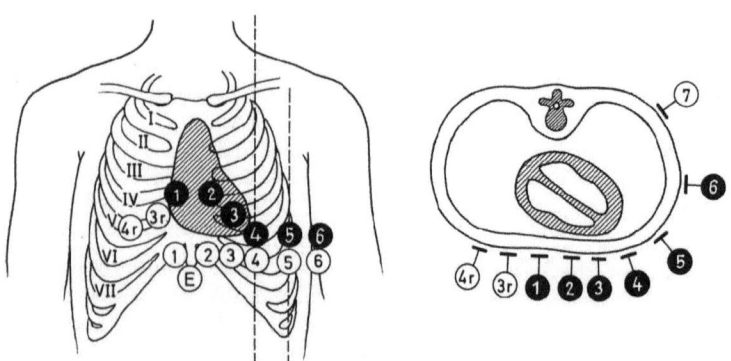

Abb. 12. Die Lage der Brustwandableitungen

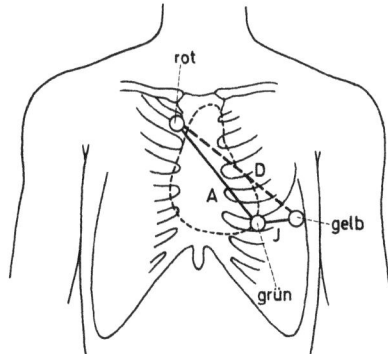

Abb. 13. Die bipolaren Brustwandableitungen nach Nehb

hovenschen Dreieck ableiten kann (Abb. 13). Wenn man das Einthoven-Dreieck an seiner unteren Ecke (Ansatz des linken Beines) nach vorn hochhebt, so kippt es um den fixiert angenommenen Eckpunkt an der rechten Schulter mit seinem Eckpunkt an der linken Schulter in den Thorax hinein und umrahmt das Herz. Der Ableitungspunkt des linken Beines (grün) liegt dann an der Herzspitze, der des linken Armes (gelb) in gleicher Höhe in der hinteren linken Axillarlinie und nur der am rechten Arm (rot) wird geringer verlagert, und zwar an den Sternalansatz der 2. Rippe rechts. Die Nehb-Ableitung A (anterior) entspricht dann der Extremitätenableitung II, die Nehb-Ableitung J (inferior) der Extremitätenableitung III, und die Nehb-Ableitung D (dorsal) der Extremitätenableitung I.

Die Nehb-Ableitungen A und J eigenen sich als zusätzliche diagnostische Hilfe beim Vorderwand- und Seitenwandinfarkt. Am bedeutungsvollsten ist jedoch die Ableitung D für die Diagnose des Hinterwandinfaktes.

Oesophagusableitungen schreibt man mit der Brustwand-Elektrode, die als Sonde verschieden weit von der oberen vorderen Zahnreihe entfernt in den Oesophagus eingeführt wird (Abb. 14). Zuerst befindet man sich über dem linken Vorhof und je tiefer man kommt, um so mehr über der Hinter- und Unterwand des Herzens. Wenn die Sonde im Magen liegt, kann man z.B. das vektorielle Geschehen an der Hinterwand und diaphragmalen Wand des Herzens (z.B. Hinterwandinfarkte) besonders gut erfassen. Auch für den Erregungsablauf im Vorhof sind sie von Interesse, da sie dem Vorhof unmittelbar anliegen. Die so gewonnene Stromkurve nennt man EAG (Elektroatriogramm). Sie ähnelt dem EKG der Kammer, das man dementsprechend als EVG (Elektroventrikulogramm) bezeichnen kann. Das EAG läßt sich besonders deutlich beim kompletten atrioventrikulären Block darstellen.

Oesophagus-Ableitungen

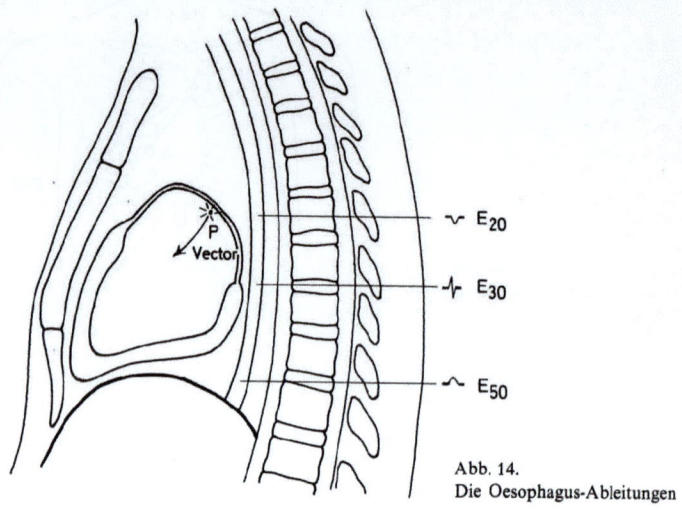

Abb. 14.
Die Oesophagus-Ableitungen

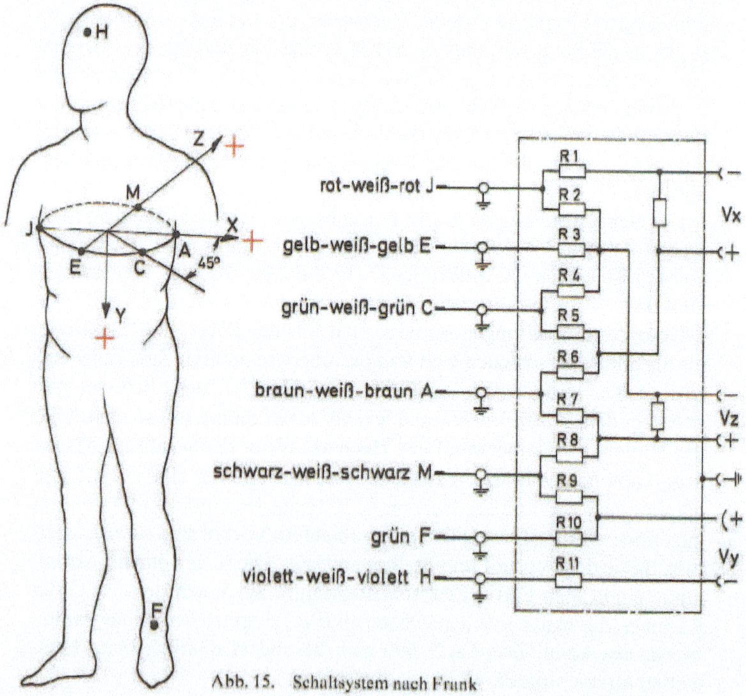

Abb. 15. Schaltsystem nach Frank

Die Oesophagusableitungen haben vorwiegend wissenschaftliche Bedeutung. Bei frischem Infarkt sind die Oesophagusableitungen streng kontraindiziert, da es durch Reflexe beim Sondenschlucken zu Todesfällen kommen kann.

Alle bisher genannten Ableitungssysteme haben den Nachteil, daß ihre Zackenamplituden nicht miteinander vergleichbar sind, da die Entfernung der Elektroden vom „Herzmittelpunkt" und die dazwischen liegenden Gewebs-Widerstände verschieden groß sind.

Von Physikern, Mathematikern und Ärzten wurde daher ein neues Ableitungssystem entworfen, das diese Schwierigkeiten überwinden soll, indem künstlich Widerstände zwischen die einzelnen Elektroden und den Herzmittelpunkt (0-Potential) geschaltet werden, welche die Amplitudenhöhen vergleichbar machen sollen.

Das orthogonale Ableitungssystem nach Frank

Das komplizierte Schaltsystem wird in Abb. 15 dargestellt.

Ein weiterer Vorteil der orthogonalen Ableitungen liegt in der Ein-

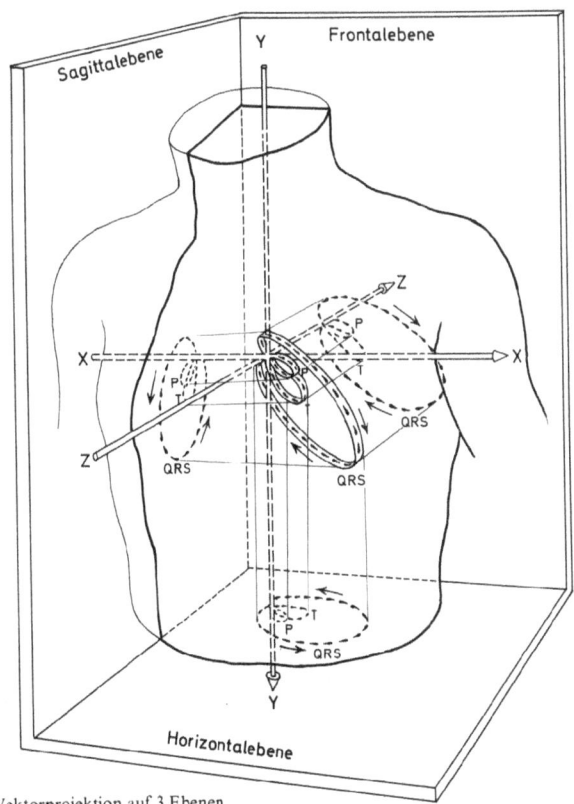

Vektorprojektion auf 3 Ebenen

führung der Sagittalebene zur vollständigen Projektion sämtlicher Vektoren der Herzerregung.

Wie aus Abb. 16 ersichtlich ist, projizieren sich die Herz-Erregungsvektoren auf drei Ebenen. Die Ableitung $-x/+x$ entspricht etwa der Standardableitung I, die Ableitung $-y/+y$ der Goldberger-Ableitung aVF. Neu kommt die Sagittal-Ableitung $-z/+z$ dazu, die etwa dem Spiegelbild der Brustwand-Ableitung V 2 oder der Nehb-Ableitung J entspricht. x- und z-Achse bilden die Horizontalebene, y- und z-Achse die Sagittalebene, x- und y-Achse die Frontalebene. Nach dem sogenann-

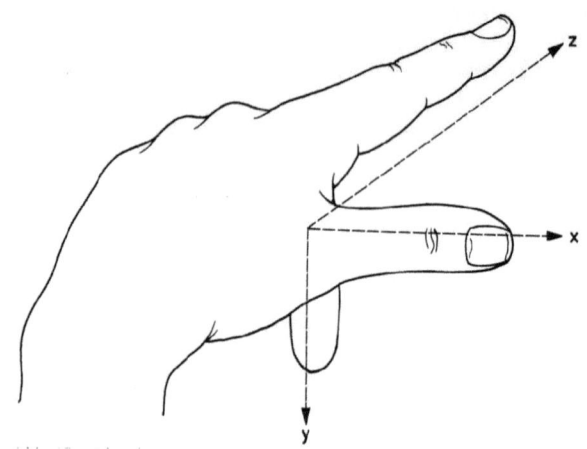

Abb. 17. Linkshandsystem

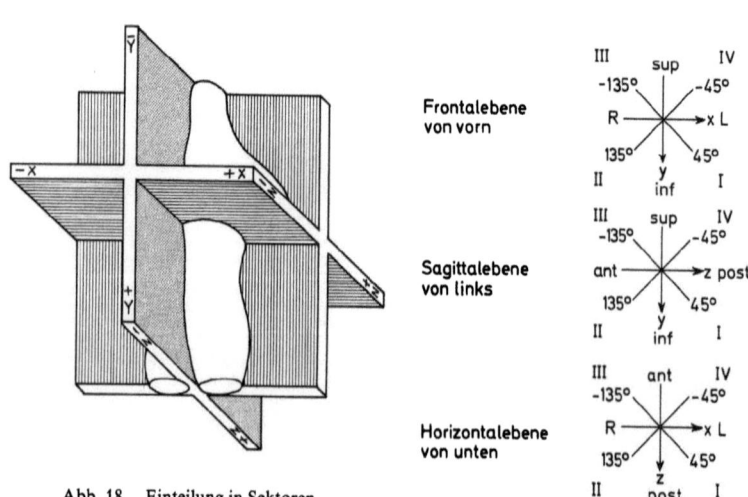

Abb. 18. Einteilung in Sektoren

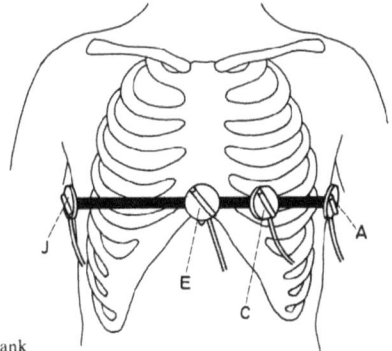

Abb. 19. Elektrodenanlage nach Frank

ten Linkshand-System (Abb. 17) ist die x-Achse, wenn der Betrachter mit der linken Hand auf den vor ihm stehenden Patienten zeigt, auf der linken Patientenseite (Daumen des Betrachters), die y-Achse gegen die Füße des Patienten (Mittelfinger des Betrachters) und die z-Achse am Rücken des Patienten (Zeigefinger des Betrachters) positiv gepolt. Die Einteilung der einzelnen Ebenen in Sektoren und Grade ist aus Abb. 18 ersichtlich. Vektoren, die ventral oder dorsal im Herzen verlaufen, werden sich besonders gut auf die Sagittalebene projizieren lassen. Das bietet vor allem Vorteile bei Infarkten, die den hinteren Septumbereich oder die postero-diaphragmale Wand des Herzens betreffen.

Mit Hilfe von 7 Elektroden werden 3 Ableitungen registriert, deren Informationsgehalt für den Kundigen noch über den der üblichen 12 Standard-Goldberger- und Brustwand(Wilson)-Ableitungen hinausgeht, da sie durch die Sagittalebene ergänzt wurden.

Die Elektrodenanlage zeigt die Abb. 19: Die Elektrode H wird auf der Stirn oder im Nacken, die Elektrode F am linken Unterschenkel angelegt. Am rechten Unterschenkel liegt die Elektrode zur Entstörung des Registriervorganges. Um den Thorax werden ringförmig fünf Elektroden befestigt. Sie liegen in einer transversalen Ebene, der sogenannten Dipolebene, die durch den Berührungspunkt des 5. Interkostalraumes mit dem Brustbein gekennzeichnet ist. Dieser Punkt muß sorgfältig getastet und eventuell markiert werden. Die Elektrode J liegt in der rechten mittleren, die Elektrode A in der linken mittleren Axillarlinie, die Elektrode E in der vorderen und die Elektrode M in der hinteren Medianlinie. Während die Elektrode M am sitzenden Patienten angelegt wird, werden alle übrigen Elektroden im Liegen befestigt. Die Elektrode C liegt am getasteten Herzspitzenstoß, jedenfalls genau in der Mitte zwischen den Elektroden E und A. Die farbig gekennzeichneten Stecker des Frank-Einganges am EKG-Apparat werden mit den zugehörigen Elektroden verbunden.

Linkshand-System

Da die Amplitudenmaße vergleichbar sind, lassen sie sich mit Hilfe elektronischer Rechner auswerten. Das „computerfähige" EKG soll die vielen Irrtümer verhindern, die aus subjektiver Beurteilung durch denselben oder durch verschiedene EKG-Beurteiler entstehen können.

Muskelfaser im Hexaxialsystem Die Abb. 20 zeigt am Modell der Herzmuskelfaser im oben besprochenen Hexaxialsystem (im Kreisschema), wie der Vektor von den einzelnen Ableitungspunkten, bzw. Elektroden gesehen wird. Wir erinnern uns, daß die Ableitungspunkte (I, VL), auf die der Vektor zuläuft (elektrische Achse!), positive Zacken registrieren, während diejenigen Elektroden, welche dem negativen Ende nachschauen (III, VR), negative Zacken aufzeichnen. Ableitungen, welche auf der Vektorrichtung senkrecht stehen, also auf der 0-Isopotentiallinie liegen, verzeichnen keine Potentialdifferenzen.

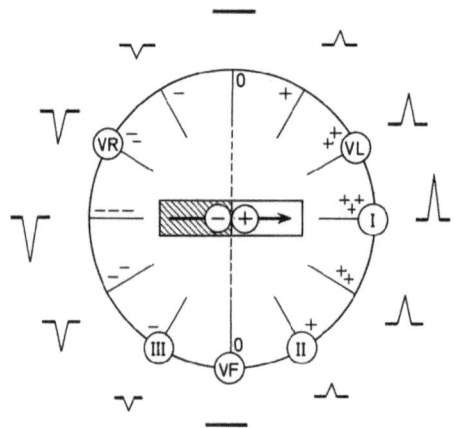

Abb. 20. Die Muskelfaser im Hexaxialsystem

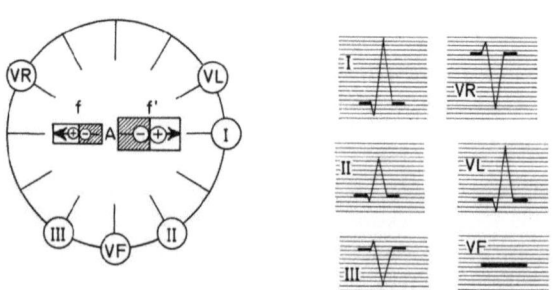

Abb. 21. Zeitliche Aufeinanderfolge der Aktivation zweier verschieden großer Muskelfasern

Es ist nun an der Zeit, von der zeitlichen Aufeinanderfolge wenigstens einiger entgegengesetzt gerichteter Teilvektoren zu sprechen. Zuerst wird ja bei der Depolarisation des Herzmuskels das Septum von links nach rechts erregt. Dann erst wird durch die Erregung der freien Kammermuskulatur der Hauptvektor von rechts nach links abgelenkt. Diese Aufeinanderfolge wird in Abb. 21 schematisch vereinfacht, indem wir

Teilvektoren

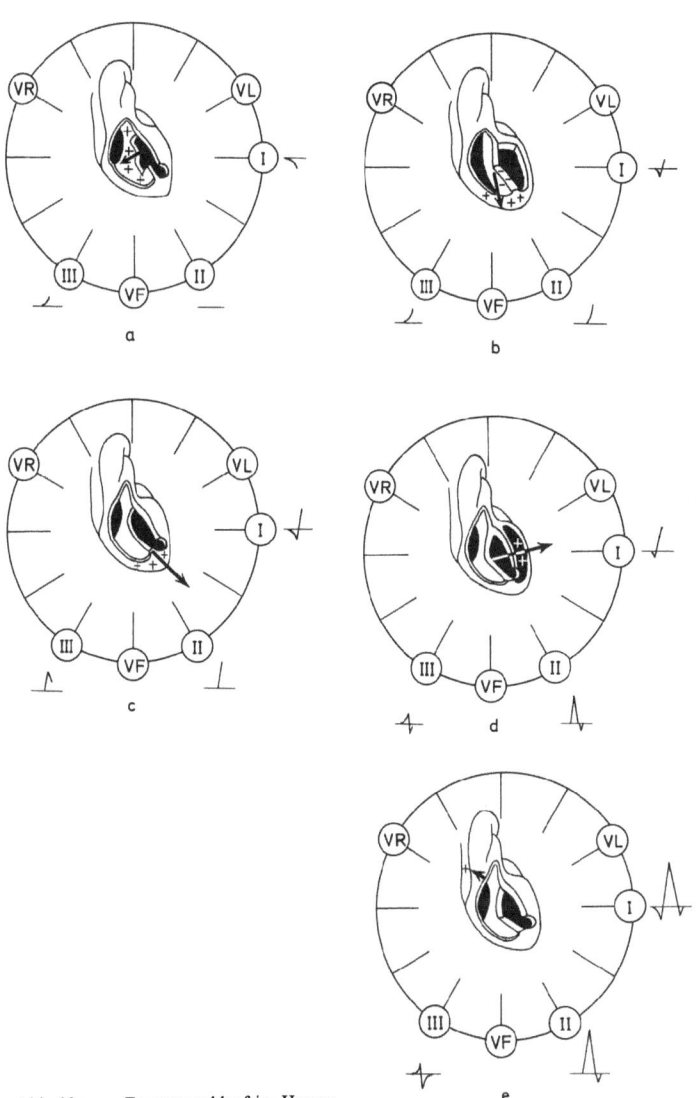

Abb. 22a–e. Erregungsablauf im Herzen

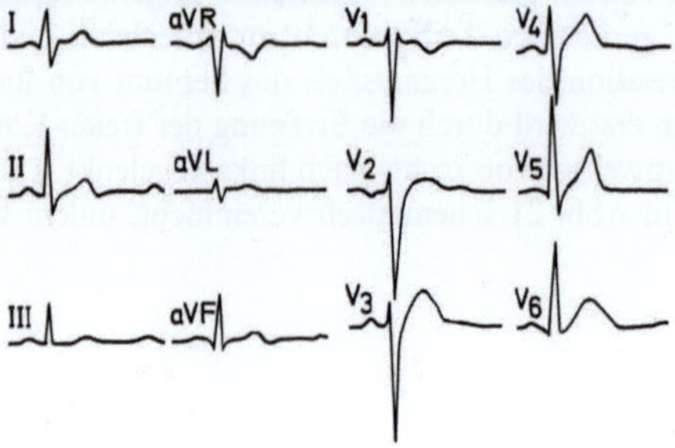

Abb. 23

zuerst vom Punkt A aus das Septum f von links nach rechts und dann erst die muskelstärkere linke Kammer f' von rechts nach links erregen.
Die Abb. 22a–e zeigen denselben Vorgang im Herzen räumlich.
Abb. 23 zeigt das EKG eines gesunden jungen Mannes. Daraus sollen nun die einzelnen Teilvektoren zu verschiedenen Zeiten der Herzerregung analysiert werden.
In Abb. 24 ist die Projektion des Summationsvektors nach 0,04 sec (R-Vektor, rot) auf eine frontale und horizontale Ebene dargestellt. Wenn wir den Vektor von vorne beleuchten, dann wird sich sein Schatten in der Frontalebene in Ableitung II am größten darstellen, während sich bei Beleuchtung von oben der Schatten des räumlichen Vektors in die Ableitungslinie V7 projiziert. Da er in der Horizontalebene auf V4 senkrecht steht, wird dort eine isoelektrische Linie, in praxi ein gleich

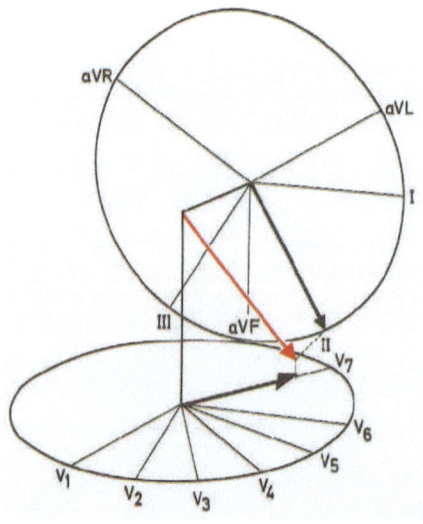

Abb. 24

hohes rs verzeichnet werden. In der Projektion auf die Frontalebene steht er auf aVL senkrecht und erzeugt deshalb dort ein ähnliches Bild wie in V4 in der Horizontalebene.

Abb. 25 zeigt sämtliche Vektoren, die in der Interpretation des EKG von Bedeutung sind, gebündelt. Beleuchtet man sie von vorne, so ergibt sich zwanglos ihre Schattenprojektion auf die Frontalebene, beleuchtet man sie von oben, so kann man sich ihre Projektion auf die Horizontalebene gut vorstellen. Das Vektorenbündel stellt die wichtigsten zeitlich aufeinander folgenden Momentan-Summationsvektoren der Vorhof- und Kammerdepolarisation sowie der Kammerrepolarisation (T-Vektor) dar.

Die Abb. 23, 24 und 25 zeigen die Beziehungen der wichtigsten heute noch registrierten Ableitungen, nämlich der bipolaren Einthoven-, (Standard-), der unipolaren Goldberger- und Wilson(Brustwand)- Ableitungen zueinander und ermöglichen solcherart die Vorstellung eines räumlichen und zeitlichen vektoriellen Geschehens.

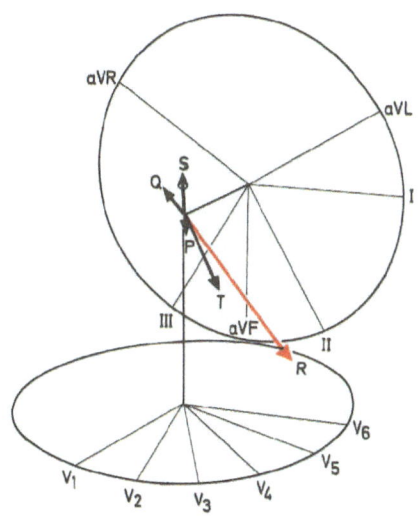

Abb. 25

3. Die Deutung der „elektrischen" Lage des Herzens

Die Aufhängung des Herzens an den seiner Basis entspringenden großen Gefäßen ermöglicht ihm eine relativ ausgedehnte Beweglichkeit, wodurch die Vektoren in verschiedene Richtungen abgelenkt werden können.

Drehungen um die Sagittalachse — Um die Sagittalachse (Abb. 26a) dreht sich das Herz schon normalerweise häufig, so z.B. beim Zwerchfellhochstand in die Querlage und beim Zwerchfelltiefstand in die Steillage, ohne daß pathologische Veränderungen vorzuliegen brauchen. Hypertrophiert eine Kammer, so kann ihr Übergewicht eine ähnliche Ablenkung des Hauptvektors der Kammer hervorrufen. Linkshypertrophie wird gewöhnlich, aber nicht immer, mit Querlage, Rechtshypertrophie mit Steillage des Vektors einhergehen. Während aber bei nur quergelagertem Herzen mit dem Tiefertreten des Zwerchfells im Inspirium die Zeichen der Querlagerung verschwinden, bleiben sie bei Hypertrophie des linken Ventrikels erhalten.

EKG im Inspirium — So kann man allein schon mit einem EKG im Inspirium einen gewissen Anhalt gewinnen, ob nur lagebedingte oder bereits hypertrophieverdächtige Änderungen vorliegen.

Die „elektrische Lage" des Herzens läßt sich mit Hilfe des Elektrokardiogramms schon in der Frontalebene (Standardableitungen) bestimmen und läßt mit Vorsicht Rückschlüsse auf die anatomische Herzlängsachse zu. Wenn diese im Raum auch nicht identisch ist mit der „elektrischen Achse" (Summationsvektor), so fallen ihre Projektionen auf die Frontalebene doch oft zusammen (s. S. 28, Abb. 29a, b). Voraussetzung ist,

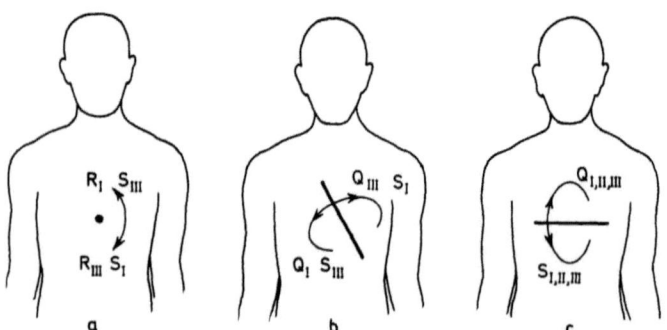

Abb. 26a–c. Drehungen um die Sagittal-, Längs- und Transversal-Achse

daß der Erregungsablauf im Herzen normal ist und die Vektoren nicht durch eine Änderung der Erregungsausbreitung in andere Richtungen, die nicht mehr der anatomischen Herzachse entsprechen (z. B. Schenkelblock), abgelenkt werden.

Aus den Zackenkonstellationen der Extremitätenableitungen kann der Lagetyp, worunter wir die Drehung des Herzens in der Frontalebene um eine sagittale Achse verstehen, bestimmt werden. Dazu nehmen wir unser Kreisschema (Abb. 20) zu Hilfe und erinnern uns daran, daß alle Ableitungen, auf die der Summationsvektor mit seiner positiven Spitze „zuläuft", hochpositive Ausschläge verzeichnen, Ableitungen hingegen, von denen er weggerichtet ist, tief negative. Ableitungen, die auf dem Vektor senkrecht stehen, registrieren theoretisch keine Potentiale, zeigen in der Praxis aber etwa gleich große positive und negative Zacken. Die wichtigsten Lagetypen sind aus den Abb. 27a–e ersichtlich. Die Lage des Summationsvektors läßt sich auch in Winkelgraden ausdrücken. Mit alpha wird der Winkel bezeichnet, den die Projektion des Vektors auf die Frontalebene mit der Horizontalen einschließt. Normalerweise liegt der Hauptvektor zwischen $+30°$ und $+60°$ (Mittellage, Normaltyp). Liegt er zwischen $+30°$ und $0°$, kann man von Querlage (Horizontaltyp) sprechen, während eine Drehung über $0°$ bis $-30°$ als Linkslage (Linkstyp) bezeichnet wird. Von Steillage (Steiltyp) spricht man bei einer Vektorrichtung zwischen $+60°$ und $+90°$, von Rechtslage (Rechtstyp) bei einem Winkel von $+90°$ bis $+120°$. Von überdrehten Lagetypen spricht man bei Abweichungen nach links (im Gegenuhrzeigersinn) über $-30°$ und nach rechts (im Uhrzeigersinn) über $+120°$.

Zur Beurteilung des Lagetyps sucht man sich zuerst die größte R-Zacke in den Extremitätenableitungen auf. Sie ist in jener Ableitung am größten, auf die der Vektor „zuläuft". Zur weiteren Sicherung sucht man dann noch die Ableitung mit dem kleinsten positiven und negativen Ausschlag auf, auf welcher der Vektor fast senkrecht steht. Zuletzt kann man dann noch die Ableitung mit dem deutlichsten negativen Ausschlag aufsuchen, die dem Hauptvektor „nachsieht". Bestimmung des Lagetyps

Wie erwähnt, verändern Hypertrophien des linken oder rechten Herzens die Herzlage und wir finden dann Linkslagetypen bei Linkshypertrophie und Rechtslagetypen bei Rechtshypertrophie. Es kann jedoch auch einmal sein, daß ein jugendlicher Astheniker durch einen Aortenfehler ein zwar linkshypertrophes Herz hat, durch die konstitutionsbedingte Steilstellung der elektrischen Herzachse in den Extremitätenableitungen aber eine Rechtshypertrophie vorgetäuscht wird. Daher sind bei allen Lagetypen, die auf zusätzliche Hypertrophie verdächtig sind, die Brustwandableitungen unerläßlich (siehe Hypertrophie-Kapitel!), da man nur durch sie näheren Aufschluß über die Lokalisation der hypertrophierten Kammer erhalten kann.

Noch ausgeprägtere Abweichungen der Vektorenprojektionen mit „überdrehten" Lagetypen, als sie durch Hypertrophie bedingt sind,

Drehungen um die Längsachse

findet man bei Hemiblockbildern (s. Abschnitt Ventrikuläre Leitungsstörungen, S. 38).

Aus Abb. 28, 29c u. d sind die Drehungen des Herzens um seine Längsachse ersichtlich. Wir erkennen, daß sich das Herz einmal im Uhrzeigersinn in den Thorax hineindrehen kann, wodurch der linke Ventrikel

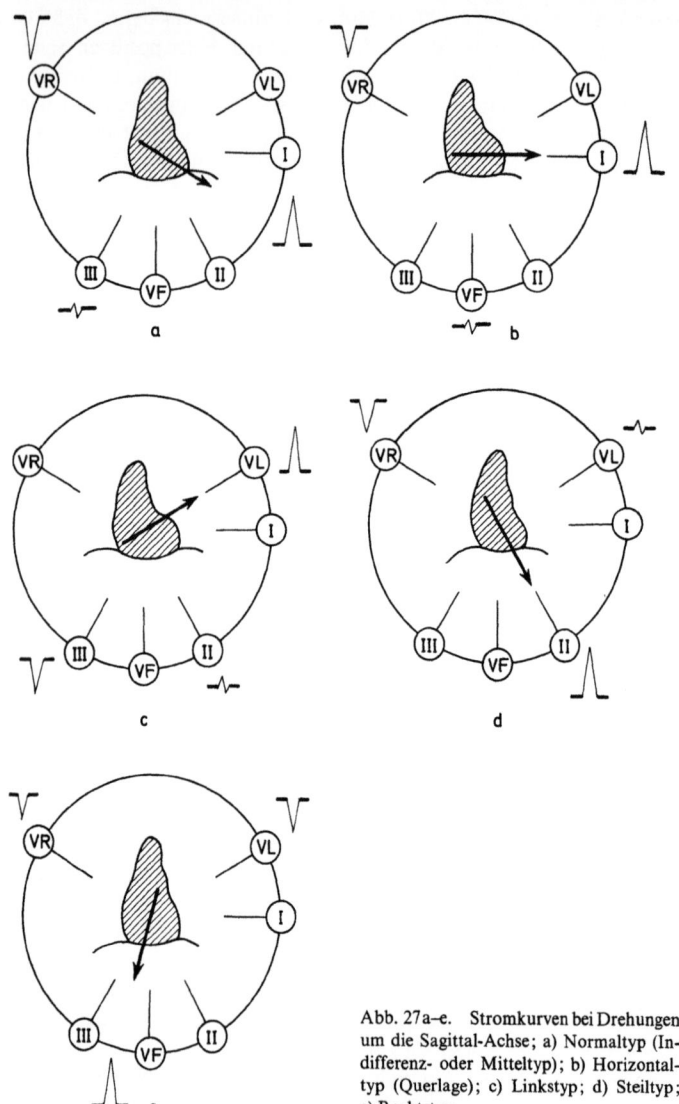

Abb. 27a–e. Stromkurven bei Drehungen um die Sagittal-Achse; a) Normaltyp (Indifferenz- oder Mitteltyp); b) Horizontaltyp (Querlage); c) Linkstyp; d) Steiltyp; e) Rechtstyp

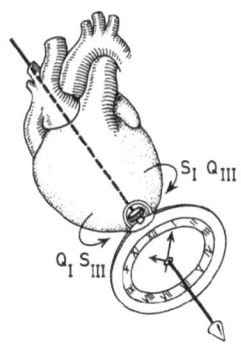

Abb. 28. Drehung des Herzens um seine Längsachse

nach hinten verlagert wird. Andererseits kann sich das Herz auch im Gegenuhrzeigersinn drehen, so daß der linke Ventrikel mehr nach vorne zu liegen kommt. Das ist jedoch wegen des Sternums als Widerlager nur begrenzt möglich und daher seltener. Deshalb drehen auch linkshypertrophe Herzen häufiger im Uhrzeigersinn als dagegen.

In den Standardableitungen lassen sich diese Drehungen bereits durch typische Zackenkonstellationen vermuten.

Wenn sich das Herz im Uhrzeigersinn dreht, dann kommt der re Ventrikel mehr nach oben, der li mehr nach unten zu liegen. Dadurch läuft der Hauptvektor des linken Ventrikels von der Ableitung I (und auch von aVL) weg, der Initialvektor hingegen (Septumerregung, Abb. 21 u. 22a) auf I (aVL) zu. Deshalb registrieren wir dort rS, in III und aVF dagegen qR (Abb. 29c).

Umgekehrt verhalten sich die Zackenkonstellationen bei einer Drehung des Herzens im Gegenuhrzeigersinn (linker Ventrikel vorn und oben): Abb. 29d. Drehungen um die Längsachse kann man auch in den Brustwandableitungen nachweisen. Bei einer Drehung im Uhrzeigersinn gewinnt der rechte Ventrikel mehr Anteil an den vorderen Brustwandableitungen. Dadurch wird die Übergangszone (Transition), in der R und S gleiche Amplituden haben, nach links über V4 hinaus verlagert. Dies kommt z.B. bei Cor pulmonale chronicum oder Emphysem vor. Wenn der linke Ventrikel sich nach vorne, also um die Längsachse gegen den Uhrzeigersinn dreht, verschiebt sich die Transitionszone nach rechts, nach V3 bzw. nach V2.

Um eine transversale Achse, die man sich quer durch den Körper gelegt denken muß (Abb. 26c), kann sich das Herz mit seiner Spitze nach vorne drehen, wodurch die normale Herzspitzenlage nur betont wird, oder die Herzspitze dreht sich nach hinten in den Thorax hinein. Bei Drehung nach vorne kann man in den Standardableitungen I, II und III ein Q finden, das dadurch entsteht, daß die Septumvektoren aus der

Drehungen des Herzens um die Transversalachse

„Kippfenster"

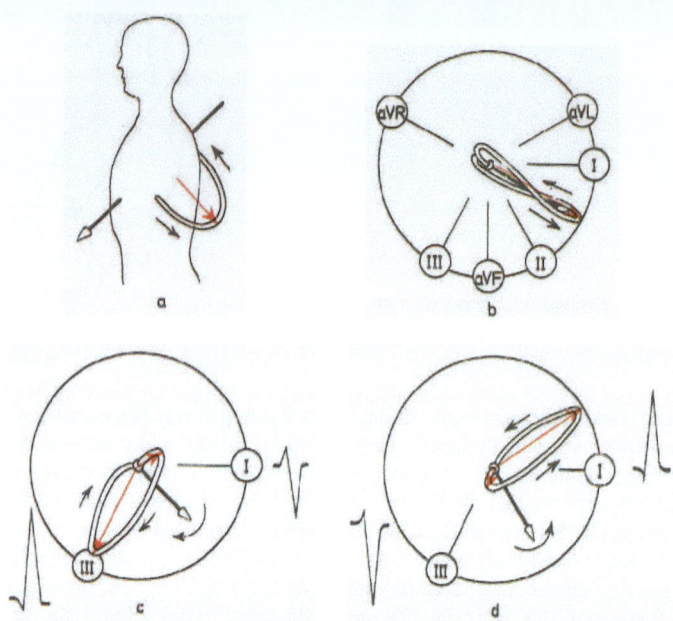

Abb. 29a–d. a) Anatomische Herzlängsachse (schwarzer Pfeil) und räumliche Vektorschleife (schwarze Schlinge. Elektrische Achse bzw. Hauptvektor roter Pfeil); b) Ihre normalen Projektionen auf die Frontalebene (Männchen dreht sich zum Betrachter); c) Frontale Projektion der Vektorschleife bei Drehung um die Herzlängsachse im Uhrzeigersinn (S_1Q_3-Typ); d) Frontale Projektion der Vektorschleife bei Drehung um die Herzlängsachse gegen den Uhrzeigersinn (Q_1S_3-Typ)

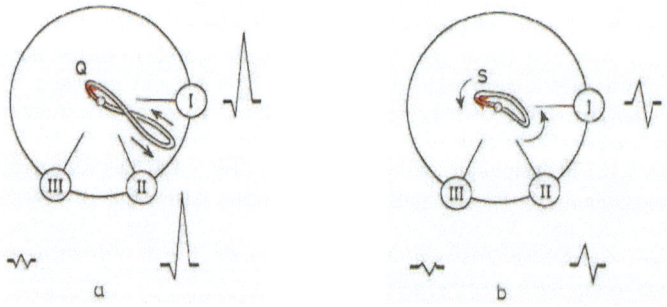

Abb. 30a, b. a) QI, II und III bei Drehung des Herzens um die Transversalachse nach vorne; b) SI, II und III bei Drehung des Herzens um die Transversalachse nach hinten

Frontalebene herauslaufen und die frontalen Ableitungen ihnen „nachsehen", während bei Drehung des Herzens nach hinten in den Thorax hinein die zur Herzspitze verlaufende späte Erregung der linken Kammer nach rückwärts aus der Frontalebene „herausläuft" und man daher S in Ableitung I, II und III finden kann (Abb. 30a u. b).

4. Das normale Elektrokardiogramm, Beschreibung und Grenzbefunde

Die Abb. 31 zeigt eine normale Stromkurve, in der die Zackendauer und ihre Höhen eingezeichnet sind.

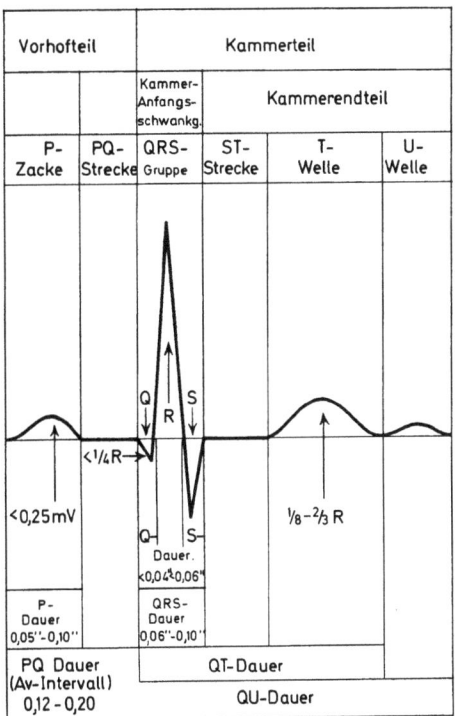

Abb. 31. Das normale Elektrokardiogramm

4.1. Die P-Zacke

Die Erregungsausbreitung in den Vorhöfen wird als P-Zacke registriert. Die Erregungsrückbildung der Vorhöfe geht im nachfolgenden Kammerkomplex unter und läßt sich auch bei totalem av-Block in den üblichen Ableitungen nicht erkennen. Man könnte sie, wie erwähnt, in den Oesophagus-Ableitungen etwa 34 cm von der oberen vorderen Zahnreihe entfernt, oder über einen zentralen Venenkatheter nachweisen. Die

Dauer der P-Zacke soll in den Extremitätenableitungen 0,10 sec, in den Brustwandableitungen 0,12 sec nicht überschreiten. Die Höhe der P-Zacke erreicht durchschnittlich 0,1 bis 0,3 mV (Millivolt), bzw. 1–3 mm, wenn die Eichung 10 mm = 1 mV beträgt. Normalerweise ist P in den Extremitätenableitungen I, II und III sowie in aVL und aVF positiv, am deutlichsten in II. In aVR ist es stets negativ. Ausnahmsweise kann P in III negativ sein, wenn das Herz besonders stark quergelagert ist. Negative P-Wellen kommen aber auch bei Verpolung, Situs inversus oder wanderndem Schrittmacher vor. In den linkspräkordialen Brustwandableitungen ist P immer positiv, über der rechten Brustwand oft + − biphasisch.

Auch bei Herzgesunden findet man leichte Kerbungen, ja sogar eine Doppelgipfligkeit der P-Wellen, die auf zeitlichen Unterschieden der Vorhoferregung beruhen.

Die Morphologie ist erheblichen neurovegetativen Einflüssen unterworfen. Bei Sympathikotonie kann die Amplitude von P vor allem in Ableitung II, III und aVF erheblich zunehmen und zur Verwechslung mit einem P dextrocardiale (-pulmonale) Anlaß geben.

Bei einer Parasympathikotonie kann das P in II, III und aVF so niedrig werden, daß man bei flüchtiger Betrachtung an einen av-Rhythmus denkt.

4.2. Das av-Intervall (PQ bzw. PR)

Die atrioventrikuläre Überleitungszeit, die PQ- bzw. PR-Strecke (wenn keine Q-Zacke vorhanden ist), darf nicht kürzer sein als 0,12 sec, und nicht länger als 0,20 sec. Sie wird vom Beginn der P-Zacke bis zum Beginn des Kammerkomplexes gemessen. Bei Mehrfachschreibern kann man nur durch Fällung der Senkrechten auf die Ableitung mit dem frühesten P-Beginn, bzw. frühesten QRS-Beginn das „wahre" AV-Intervall bestimmen. Eine in Ruhe verlängerte av-Überleitungszeit, die sich nach Belastung normalisiert, ist nicht unbedingt ein pathologisches Zeichen, sondern kann auch bei trainierten vagotonen Personen gefunden werden. Die PQ-Strecke verläuft isoelektrisch, kann aber bei einer Nachschwankungsänderung der Vorhöfe auch einmal gesenkt verlaufen. Dann kann man die PQ-Strecke nicht mehr als Bezugslinie zur Festlegung der isoelektrischen Linie verwenden — im Vergleich zu welcher eine ST-Strecke gehoben oder gesenkt ist — sondern muß dazu die TP-Strecke heranziehen. Bei vielen Stromkurven ist aber auch das nicht sicher möglich.

4.3. Der QRS-Komplex

Der Kammerkomplex (Kammeranfangs- oder Initialschwankung) setzt sich meist aus einer Q-, R- und S-Zacke zusammen. Jede positive Zacke heißt R. Die erste negative Zacke vor R ist immer ein Q, die erste negative Zacke nach R immer ein S. Eine eventuell vorhandene zweite oder

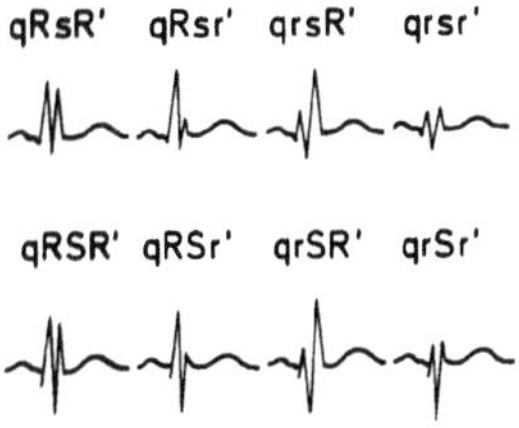

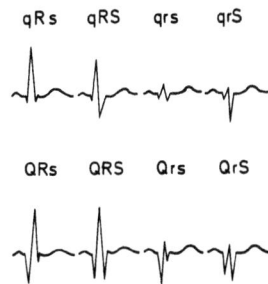

Abb. 32. Bezeichnung der einzelnen Zacken im Kammerkomplex

Abb. 33. Bezeichnung der Zackengröße im Kammerkomplex

mehrere R-Zacken werden mit R′ oder R″ (Abb. 32) bezeichnet. Wenn zahlreiche Zacken vorhanden sind, spricht man besser von einem aufgesplitterten Kammerkomplex.

Die Differenzierung nach der Zackengröße mit Klein- oder Großbuchstaben geht aus Abb. 33 hervor, doch gibt es kein absolutes Maß für kleine oder große Zacken. Das Verhalten der Zacken zueinander entscheidet.

4.3.1. Die Amplitude von QRS

Die Amplitude der einzelnen Zacken des Kammerkomplexes hängt von der Projektion ihres Vektors auf die jeweilige Ableitungsebene ab. Sie ist je nach Lagetyp variabel. Es gibt daher kaum absolute Grenzen für eine noch als normal geltende Amplitude.

Die Amplitudenhöhe hängt nicht nur von kardialen, sondern auch von extrakardialen Faktoren ab, z.B. können herzgesunde Jugendliche mit einer dünnen Brustwand größere Zacken linkspräkordial haben als ein alter Patient mit Linksherzhypertrophie und Emphysem. Bei besonders hohen Zacken spricht man von „Hochspannung" („high voltage"). Das Gegenstück dazu ist das sogenannte „Niederspannungs-EKG" („low voltage"); hierfür können fixe Grenzwerte angegeben werden. In den Extremitätenableitungen soll die Gesamtamplitude von QRS normalerweise nicht niedriger sein als 0,5 mV (5 mm bei einer Eichung von 1 mV = 10 mm), und in den Brustwandableitungen nicht niedriger als 0,65 mV.

Entsprechend dem oben Gesagten schwankt die Größe der R-Zacke stark. In den Extremitätenableitungen ist sie durchschnittlich 1 mV (0,6–1,6 mV) hoch, in den Brustwandableitungen kann sie aber bei Kindern und Jugendlichen extreme Höhen erreichen und bis zu 5 mV hoch werden. Die R-Höhe nimmt in den Brustwandableitungen von V 1 bis V 4 zu und dann gegen V 5 und V 6 wieder etwas ab.

Die S-Zacke ist dagegen in den Brustwandableitungen rechtspräkordial (quasi als Spiegelbild von R linkspräkordial) oft von großer Amplitude und kann 2,5 mV (25 mm) erreichen. Normalerweise ist S aber dort nur bis zu 1,5 mV groß. Seine größte Amplitude erreicht S in V2 und nimmt gegen die linke Brustwand allmählich an Tiefe ab. In V5 und V6 kann es fehlen. Seine Breite soll in den Brustwandableitungen 0,08 sec nicht überschreiten.

Als Einzelbefund ist die Morphologie der Q-Zacke von besonders praktischer Bedeutung, vor allem in der Differentialdiagnose des Infarkts. Die Q-Zacke darf nicht breiter sein als 0,04 sec, sonst besteht Infarktverdacht.

Die Tiefe der Q-Zacke ist jedoch kein absolut verläßliches Kriterium, während ihre Breite zur Infarktdiagnose eher verwendbar ist. In der unipolaren Goldberger-Ableitung aVF kann die normale Q-Zacke sogar 60% der R-Höhe an Amplitude erreichen.

4.3.2. QRS-Dauer

Die gesamte QRS-Dauer beträgt normalerweise 0,10 sec in den Extremitäten- und bis 0,12 sec in den Brustwandableitungen. Bei großen und kräftigen Männern kann sie auch in den Extremitätenableitungen 0,12 sec erreichen. Überschreitungen dieser QRS-Dauer sind auf ventrikuläre Leitungsstörungen verdächtig. Manchmal sind QRS-Beginn und -Ende in einer einzelnen Ableitung so undeutlich, daß man eine synchron geschriebene andere Ableitung zu ihrer Bestimmung heranziehen muß (s. Abb. 34).

4.3.3. QR-Zeit (intrinsicoid deflection)

Der Zeitpunkt, an dem die Vektorschleife des Kammerkomplexes an einer Ableitungselektrode ankommt, und sich dann endgültig von ihr wieder abwendet, entspricht dem letzten Umschlag der Aufwärtsbewegung (aufsteigender R-Schenkel) in eine Abwärtsbewegung (absteigen-

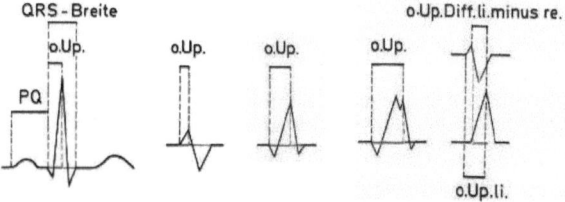

Abb. 34. Bestimmung des oberen Umschlagpunktes

der R-Schenkel). Er wird daher auch als oberer Umschlagspunkt bezeichnet.

Synonyma dafür sind: „intrinsicoid deflection", „Ankunft des negativen Potentials", „Beginn der größten Negativitätsbewegung", „QR(R')-Zeit".

Die Zeitspanne vom Beginn des Kammerkomplexes bis zum Eintritt des oberen Umschlagspunktes, eben die sogenannte QR-Zeit, wird auf der isoelektrischen Linie vom Beginn des Kammerkomplexes bis zum Beginn des steilsten Abfalls der R- oder R'-Zacke gemessen, indem man diesen senkrecht auf die isoelektrische Linie projiziert (Abb. 34).

Normalerweise ist der QR-Wert in V 1 unter 0,03 sec, in V 6 unter 0,055 sec. Die Differenz: (QR-Zeit links) minus (QR-Zeit rechts) liegt normalerweise zwischen 0,008 und 0,032 sec. Eine Überschreitung der QR-Zeit spricht für eine langsame oder ungleichmäßige Erregungsausbreitung in den Ventrikeln. Sie kann für jede Kammer gesondert bestimmt werden und wird bedeutungsvoll bei der EKG-Diagnostik von „Verspätungskurven", Hypertrophie und Schenkelblock.

4.4. Die ST-Strecke

Die ST-Strecke verläuft normalerweise in der isoelektrischen Linie.

Senkungen bis minus 0,05 mV (0,5 mm) und Hebungen bis zu 0,1 mV (1 mm) sind linkspräkordial nicht sicher als pathologisch zu bewerten. (Rechtspräkordial darf die Hebung sogar bis 0,25 mV = 2,5 mm betragen). Eine aszendierende gesenkte ST-Strecke, die bereits nach ihrem halben Verlauf zur isoelektrischen Linie zurückkehrt, ist z.B. bei Tachykardie unverdächtig.

Bei Koronarsklerosekranken findet man jedoch oft flache, parallel der isoelektrischen Linie verlaufende, deszendierende ST-Senkungen unter 0,05 mV, die dann im Zusammenhang mit dem klinischen Bild als pathologisch angesehen werden müssen.

4.5. Die T-Welle

Die T-Welle ist der Ausdruck der Repolarisation des Herzmuskels. Ihre Höhe muß immer in Beziehung zur R-Zackenhöhe gesetzt werden. Auch hier gibt es keine absolut verläßlichen Kriterien, inwieweit die T-Welle schon als abgeflacht oder noch als normal hoch zu bezeichnen ist. In Ableitung I und II ist T stets positiv und ca. $1/4$ bis $1/3$ von R, in den links liegenden Brustwandableitungen mindestens $1/8$ von R hoch. In aVR ist T stets negativ.

In den rechtsseitigen Brustwandableitungen können Kinder negative T-Wellen haben. Beim Erwachsenen darf ein negatives T nur noch in V 1 als unverdächtig bezeichnet werden. Die Frontalprojektion des Vektors der T-Welle soll sich beim Erwachsenen nicht mehr als 60° vom QRS-Vektor entfernen. Normalerweise liegt er ca. 20° vom QRS-Vektor. (s. S. 65, Abb. 55).

4.6. Die QT-Dauer

Sie gibt die Gesamtdauer der elektrischen Kammersystole an. Man mißt sie vom Beginn der Q-Zacke (bei deren Fehlen vom Beginn der R-Zacke) bis zum Ende der T-Welle. Ihre Dauer ist frequenzabhängig und läßt sich auf fast jedem Kardiometer ablesen.

Die Bestimmung der QT-Dauer wird schwierig, wenn bei einer Hypokaliämie unter zunehmender Abflachung der T-Welle eine U-Welle auftritt. Man kann dann irrtümlich statt der QT- die QU-Dauer messen.

4.7. Die U-Welle

Die Bedeutung der U-Welle ist noch unklar. Ihre Entstehung ist möglicherweise durch ein Nachpotential bedingt, das mit der Rückwanderung von Kalium-Ionen in die Muskelzelle während der Diastole auftritt. Bei undeutlicher oder fehlender T-Zacke darf man sie nicht mit dieser verwechseln, was bei Hypokaliämie vorkommen kann. Die U-Welle ist über den links gelegenen Ableitungen am deutlichsten positiv, besonders in II. Negative U-Wellen sind auf Ischämie und Hypertrophie verdächtig.

5. Gedächtnishilfe zur systematischen EKG-Beschreibung und Beurteilung

A. Beschreibung
1. *Rhythmus.* Regelmäßig oder unregelmäßig?
   P-Zacken: Folgen P-Zacken regelmäßig aufeinander?
   Sind die P-Zacken gleichartig? normal oder abnorm?
   (auch in V1 anschauen).
   Folgen den P-Zacken in gleichen Abständen gleichartige Kammerkomplexe?
   Wo nimmt der Hauptrhythmus seinen Ursprung? (Sinusknoten, Vorhof, av-Knoten, Kammern).
   Typ des Hauptrhythmus? (z.B. Vorhofflimmern, Vorhofflattern, aurik. Tachykardie mit Block).
   Extrasystolen? Ursprung? Ersatzsystolen?
2. *Herzfrequenz.* Bei einer Papiertransportgeschwindigkeit von 50 mm/sec errechnet sich die Herzfrequenz pro Minute durch Division von 600/10 sec (= 60 sec = 1 Minute) durch den RR-Abstand, den man durch die Zahl der zwischen 2 R-Zacken liegenden großen Kästchen (1 gr. Kästchen = 0,1 sec) errechnen kann: Beispiel: Zwischen 2 R-Zacken liegen 10 große Kästchen, ergibt 600:10 = 60 Herzschläge pro Minute.
   Bei einer Papiergeschwindigkeit von 25 mm/sec müssen die Zahlen halbiert und nicht verdoppelt werden. Unser Beispiel: Zwischen 2 R-Zacken liegen 5 große Kästchen, also 300:5 = 60.
   Bei Vorhofflimmern die Kammerfrequenz angeben!
3. *P-Q-Intervall.* Dort messen, wo am meisten verlängert.
4. *QRS-Dauer.* Dort messen, wo am meisten verlängert, und angeben, wo gemessen wurde.
5. *QRS-Komplexe.* Kurzschilderung, z.B. QRS I 0,11 sec breit, QRS über 0,5 mV hoch.
   Oder: in welcher Ableitung sind Q-Zacken (breit, tief), R-Zacken (abnorm hoch, niedrig, mehrere), S-Zacken (tief, verbreitert?)
6. *Elektr. Achse.* Vergleich der Hauptrichtung von QRS in Ableitung I und III.
7. *R-ST-Segment.* Ist der Abgang von ST erhöht oder erniedrigt. Wieviel mV? In welcher Ableitung? Verläuft ST aszendierend oder deszendierend?
8. *T-Wellen.* In welchen Ableitungen sind die T-Wellen flach, diphasisch oder negativ?

Ist ihre Richtung entgegengesetzt der Hauptrichtung von QRS?
In welcher Ableitung sind die T-Zacken hoch, spitz?
Symmetrisch oder asymmetrisch?
9. *U-Welle*. Sind U-Wellen vorhanden? Positiv oder negativ?
10. *Intrinsicoid deflection (QR-Zeit)*.
In V 1 und V 6 normal oder verlängert?

B. Befund, Zusammenfassung und Beurteilung

z. B. Vorhofflimmern, Rechtskammerhypertrophie, polytope Kammerextrasystolen. Nachschwankung wie bei Digitalis.

C. Bewertung im Zusammenhang mit dem klinischen Befund

z. B. Bild wie bei Mitralstenose, Digitalisüberdosierung?

D. Vergleiche mit früheren EKG-Befunden

z. B. Gegenüber .... verschlechtert, polytope Extrasystolen.

E. Vorschläge

z. B. Empfehlen tägliche Kontrolle der Standardableitungen nach Absetzen von Digitalis.

Muster eines EKG-Formblattes

Antrag zur EKG-Untersuchung:

Station: ....
Name: .... Alter: ....
Beruf: .... Datum: .... Frühere EKG: ....
Klinische Diagnose: .... Fragestellung: ....

Subj. Beschwerden seit: .... Herzgröße und Form (auch Rö): ....
Atemnot, wann? ....
Anstrengungsstenokardie: .... Abnorme Verhältnisse im Thorax: .....
Herzmuskelinfarkt? Wann? ....
Blutdruck: .... Puls: ....
Vasomot. Erscheinungen: .... Rhythmisch: .... Arrhythmisch: ....
Stauungserscheinungen: .... Struma: ....
Lunge: .... Leber: .... Toxisch: .... Mechan.: ....
Niere: .... Ödeme: .... Sonstiges: ....
Zyanose: ....

Dzt. Behandlung: 1. Digitalis o. anderes Glykosid. 2. Koronarerweiterndes Medikament. 3. Novocainamid, Chinidin:
a) seit wann? .... b) wieviel? ....

....
Unterschrift

Prot. Nr. .... Innsbruck, am

Name: .... Zugewiesen von ....
Elektrokardiographischer Befund: ....

Beurteilung: (elektrophysiologisch) *) Stromkurve normal, an der Normgrenze, wahrscheinlich abnorm, sicher abnorm

Bewertung: (Nur möglich, wenn von der Vorgeschichte und dem klinischen Gesamtbefund genügend bekannt ist. Bei Widerspruch zwischen EKG und klinischem Befund gilt dieser mehr.)

*) Zutreffendes unterstreichen

6. Ventrikuläre Leitungsstörungen – Schenkelblockbilder

Normale Erregungsausbreitung

Vom Sinusknoten aus wird zuerst der rechte Vorhof von oben nach unten, und etwa 0,02 sec später der linke Vorhof von rechts nach links erregt.

Vorhofleitungssystem

Die Erregung benützt dabei bereits in den Vorhöfen vorgezeichnete Leitungsbahnen, bei denen sich ein vorderes, ein mittleres und ein hinteres Bündel im rechten Vorhof abgrenzen lassen, während ein Ast des vorderen Bündels, das sogenannte Bachmann-Bündel, zum linken Vorhof zieht. Die drei Bündel münden in den Aschoff-Tawaraknoten.

Kammerleitungssystem

Dort wird die Erregung gebremst und eilt dann durch den Bündelstamm kammerwärts, wo nunmehr ebenfalls drei Tawaraschenkel (Faszikel, Bündel) zu unterscheiden sind. Auf der linken Seite des Kammerseptums läßt sich am fächerförmig aufgeteilten linken Leitungssystem ein vorderer (anteriorer) und ein hinterer (posteriorer) Faszikel (Bündel) abgrenzen, während auf der rechten Seite des Septums der rechte Tawaraschenkel (rechter Faszikel; Bündel) ungeteilt verläuft. Der vordere Faszikel des linken Tawarasystems versorgt die anterokranialen Anteile der linken Kammer, der hintere Faszikel die dorsobasalen Gebiete der linken Kammer. Die Erregung des rechten Ventrikels erfolgt über den rechten Tawaraschenkel (Abb. 35).

Blutversorgung des Erregungsleitungssystems

Der av-Knoten, das Hissche Bündel und der linksposteriore Faszikel des linken Tawaraschenkels werden in der überwiegenden Mehrzahl der

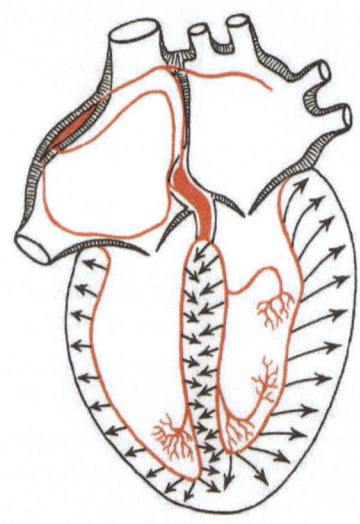

Abb. 35. Normales Reizleitungssystem. Pfeile: Erregungsausbreitung im Septum und in der freien Ventrikelwand

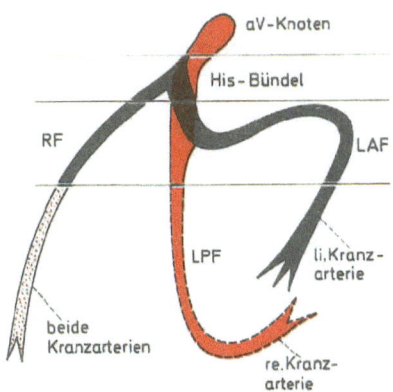

Abb. 36. Blutversorgung des Erregungsleitungs-Systems

Fälle vom Ramus descendens posterior der rechten Kranzarterie mit Blut versorgt. Der linksanteriore und der rechte Tawaraschenkel werden vom Ramus descendens (Ramus interventricularis anterior = RIVA) der linken Kranzarterie durchblutet. (Daher ist ein bifaszikulärer Block bei „Riva"-Stenose verständlich). Die Endverzweigungen des rechten Tawaraschenkels können von beiden Kranzarterien versorgt werden (Abb. 36). Es ist nicht verwunderlich, daß man bei Hinterwandinfarkten häufig Störungen im Bereich des av-Knotens, des Hisschen Bündels und des linksposterioren Tawaraschenkels findet, während Vorderwandinfarktbilder häufig mit linksanteriorem Hemiblock, mit oder ohne Rechtsschenkelblock, kombiniert sein können.

Jeder der drei Faszikel ist in der Lage, die ihm zugeordnete Kammer ohne Verzögerung zu erregen. An der Entstehung des normalen Kammervektors ist die gleichzeitige Erregungsleitung in den beiden Faszikeln des linken Tawaraschenkels entscheidend beteiligt, so daß der Summationsvektor nach links unten hinten gerichtet ist (R-Vektor). Die Erregung des rechten Tawaraschenkels gewinnt auf den QRS-Vektor kaum Einfluß. Dagegen führt eine Unterbrechung eines der beiden Faszikel links zu auffallenden Änderungen des Lagetyps im EKG. Wenn die Erregungsleitung im linksanterioren Faszikel unterbrochen ist, muß der linke Ventrikel vom linksposterioren Faszikel versorgt werden, was zu einem überdrehten Linkstyp des QRS-Vektors führt. Umgekehrt gibt eine Unterbrechung des linksposterioren Faszikels zum Rechtstyp Anlaß. Sind alle drei Faszikel unterbrochen, dann läßt sich das Bild nicht von einer höher sitzenden Unterbrechung im Reizleitungssystem unterscheiden. Es entsteht das Bild des totalen av-Blocks, unabhängig davon, ob die Unterbrechung im av-Knoten, im His-Bündel oder im Ventrikel durch Blockierung der drei Faszikel (Trifaszikulärer Block) hervorgerufen wird.

Abnorme Ausbreitung der Erregung

Einteilung der ventrikulären Leitungsstörungen
Nach der *Morphologie*
Unifaszikuläre Blockbilder
  Rechtsschenkelblock
  Linksanteriorer Hemiblock
  Linksposteriorer Hemiblock
Bifaszikuläre Schenkelblockbilder
  Linksschenkelblock
  Linksanteriorer Hemiblock + Rechtsschenkelblock
  Linksposteriorer Hemiblock + Rechtsschenkelblock
Trifaszikuläre Blockbilder
  Sie entsprechen einem totalen av-Block.
Nach der *Beständigkeit*
1. Intermittierender Block: Die Leitungsverzögerung oder -unterbrechung ist nur zeitweise vorhanden (z. b. bei frischem Septuminfarkt oder rheumatischen Entzündungen).
2. Konstanter Block: Ein Tawaraschenkel oder peripherer liegende Anteile des Leitungssystems sind dauernd (z. B. durch Narben) unterbrochen.
Nach der *QRS-Dauer*
1. Kompletter (vollständiger) Schenkelblock
2. Inkompletter (unvollständiger) Schenkelblock
3. Sog. Hemiblock mit kaum veränderter QRS-Dauer.

Ein Schenkelblock ist charakterisiert durch:

Allgemeine Merkmale

1. *Supraventrikuläre Herkunft der Erregung*. Bei tieferem Ursprung ist eine Unterscheidung von ventrikulären Extrasystolen nicht mehr möglich. Unter „supraventrikulärer Herkunft" versteht man den Reizursprung kranial vom Hisschen Bündel, also neben dem normalen Sinusrhythmus den av-Rhythmus, das Vorhofflattern und -flimmern.

2. *Verbreiterung von QRS über 0,12 sec* (beim kompletten Block). Die gesamte Depolarisation ist durch den abnormen Weg der Erregungsausbreitung verzögert und dadurch die QRS-Dauer verlängert.

3. *Verlängerung der QR-Zeit über dem linken Ventrikel über 0,055, über dem rechten Ventrikel über 0,03 sec.*

4. *Sekundäre Änderung der Nachschwankung*. Einer veränderten Depolarisation entspricht eine veränderte Repolarisation.

5. *Verlängerung der QT-Dauer* (elektrische Systole); zum Unterschied vom WPW-Syndrom, bei dem sie normal ist.

6.1. Unifaszikuläre Blockbilder

6.1.1. Rechtsschenkelblock

Kompletter Rechtsschenkelblock

Besondere Kennzeichen

Der komplette Rechtsschenkelblock ist, wie alle kompletten Blockformen, durch eine QRS-Dauer über 0,12 sec gekennzeichnet. Die QR(R')-

Zeit beträgt 0,08 sec oder mehr. Außerdem zeichnet sich der Rechtsschenkelblock in seinen verschiedenen Untergruppen durch eine typische Zackenkonstellation aus, die nur in den rechtspräkordialen Ableitungen gefunden wird.

6.1.1.1. Wilson-Block

Der sog. Wilson-Block (Abb. 37 u. 38) ist die häufigste Form des kompletten Rechtsschenkelblockes. Er zeichnet sich durch eine schlanke R-Zacke in den links liegenden Ableitungen I, aVL, V 5 und V 6 aus, der ein über 0,06 sec breites, oft aufgesplittertes S folgt. In aVR findet man eine R- oder R'-Zacke. Die Nachschwankung ist zu dem schlanken R konkordant. In den Brustwandableitungen V 1 und V 2 oder den noch weiter rechts liegenden Ableitungen findet man die typische M-Form der Kammerhauptschwankung, die eine Zackenfolge rSR' oder RSR' zeigt. Die zweite R-Zacke (R') überragt meist die erste an Amplitudenhöhe. Die QR(R')-Zeit beträgt 0,08 sec oder überschreitet diesen Wert.

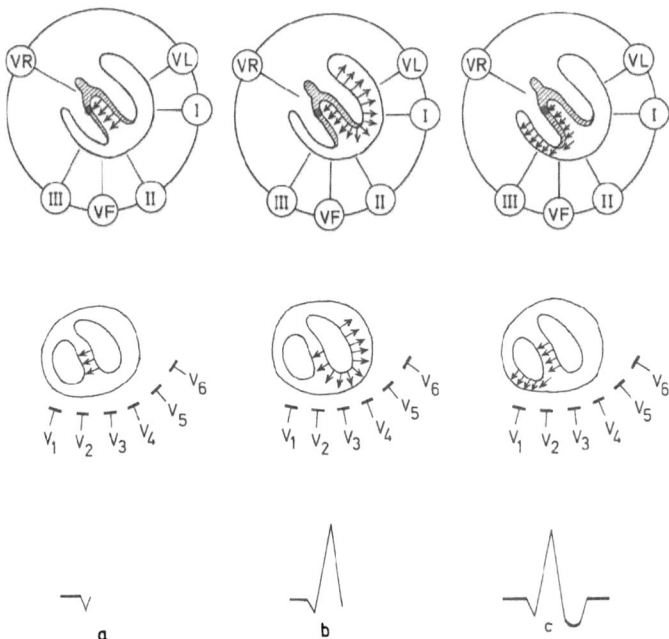

Abb. 37a–c. Erregungsausbreitung beim Rechtsschenkelblock. Stromkurvenbeispiel in I, aVL, V₅–V₆

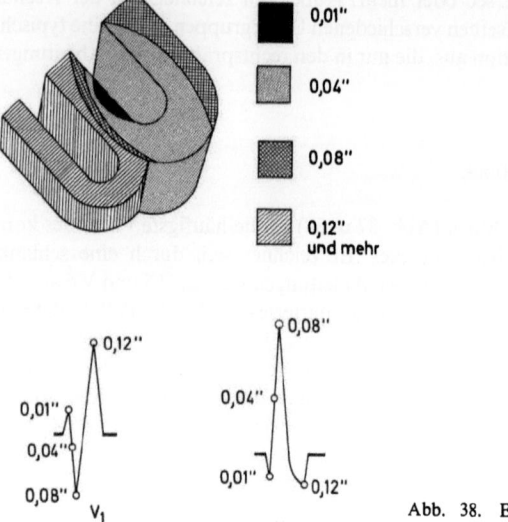

Abb. 38. Erregungsausbreitung bei Rechtsschenkelblock

6.1.1.2. Klassischer Rechtsschenkelblock: „Diskordanter Block"

Dieser seltene Block bei Rechtstyp wird gern als „Spiegelbild des kompletten Linksschenkelblockes" bezeichnet. Er zeigt auch gewöhnlich in den rechts liegenden Ableitungen V1, V3r, V4r, aber auch in III und aVF ein ähnliches Bild des plumpen R wie der Linksschenkelblock in den links liegenden Ableitungen V5 und V6. Der Vergleich mit einem „abgebrochenen Zuckerhut" gilt für diese R-Form ebenso wie für das R des Linksschenkelblockes. Der Block wird deshalb als diskordant bezeichnet, weil in der Ableitung I dem r ein mächtiges, oft aufgesplittertes S folgt, das über 0,06 sec breit ist. Als Spiegelbild dieses S in I findet man in III ein mächtiges R. Die QRS-Dauer ist ebenfalls über 0,12 sec verbreitert, die OR-Zeit liegt über 0,08 sec. Die Nachschwankung ist diskordant zur Hauptausschlagsrichtung der Kammergruppe. Der Lagetyp wird entsprechend der Konstellation S in Abl. I und R in III als Rechts- oder Steiltyp bezeichnet.

6.1.1.3. Klassischer Rechtsschenkelblock: „Konkordanter Block"

Er erfüllt sämliche Kriterien des kompletten Rechtsschenkelblockes, zeichnet sich jedoch durch eine Konkordanz der QRS-Zacken insofern aus, als in Abl. I bis III große plumpe S-Zacken sichtbar werden. Diskordanz und Konkordanz hängen von der Herzachsenlage ab.

Die eigenartigen Achsenabweichungen der beiden zuletzt genannten Rechtsschenkelblockformen kommen durch zusätzlichen Hemiblock oder durch Veränderungen der anatomischen Herzachsenlage zustande. Man findet sie nur bei organischen Erkrankungen, besonders bei koronarsklerotischen Kardiopathien. Den Wilson-Block kann man dagegen vereinzelt bei klinisch Herzgesunden beobachten.

6.1.1.4. Inkompletter Rechtsschenkelblock

Inkomplette Blockformen haben eine QRS-Dauer unter 0,12 sec, die QR-Zeit liegt beim inkompletten Rechtsschenkelblock über 0,03 sec. Auch bei den inkompletten Rechtsschenkelblockformen werden Untergruppen unterschieden:

α) Inkompletter Wilson-Block (auch sog. physiologischer inkompletter Rechtsschenkelblock): QRS bis 0,11 breit, schlanke hohe R-Zacke mit deutlichem S in Abl. I und II. Rechtspräkordial findet sich charakteristischerweise ein RSr′-Typ, wobei das r′ kleiner ist als das vorhergehende R. Diese Variante als physiologischen inkompletten Rechtsschenkelblock zu bezeichnen, ist nicht empfehlenswert, da sie auch symptomatisch bei Herzkranken gefunden werden kann. Entscheidend ist die Verlaufsbeobachtung.

β) Der inkomplette Rechtsschenkelblock bei einer Volumen- oder Druckbelastung der rechten Kammer: QRS-Dauer 0,11 bis 0,12 sec Rechtspräkordial rSR′-Typ. Es überwiegt R′ gegenüber r.

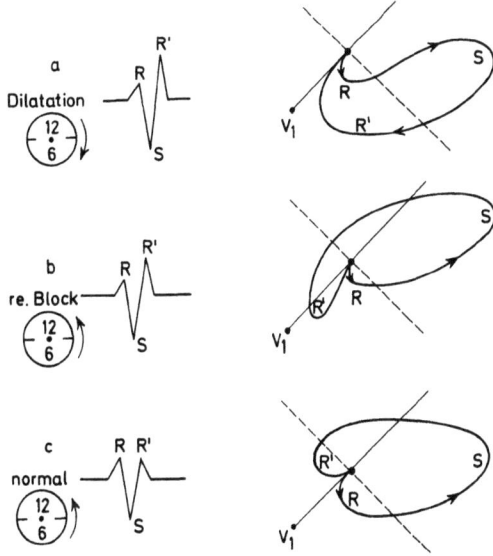

Abb. 39. Zur Differentialdiagnose des inkompletten Rechtsschenkelblockes

Aus Abb. 39 ist ersichtlich, daß eine ganz ähnliche RSR'-Morphologie nur mit Hilfe der Vektorkardiographie abgeklärt werden kann. Dargestellt ist im Vektorkardiogramm jeweils die Projektion der Schleifenanteile auf die Ableitungslinie V1.

Im Beispiel a), bei Dilatation des Herzens, läuft die Erregung im Uhrzeigersinn und die einzelnen Anteile der Schlinge projizieren sich zu verschiedenen Zeitpunkten auf V1., wobei R' eine größere Amplitude hat, da die Endausladung der Schlinge größer ist als die erste. Im Beispiel b) wird ein Rechtsschenkelblockbild, mit umgekehrtem Erregungsablauf in der Schlinge, gegen den Uhrzeigersinn dargestellt. Der durch den Block verzögerte Erregungsvorgang im rechten Ventrikel bewirkt eine terminale Ausweitung der Vektorschlinge gegen die Elektrode V1 hin, wodurch sich der Summationsvektor zu diesem späten Zeitpunkt als R' größer als R auf die Ableitungslinie V1 projiziert. Im Beispiel c) ist eine Variante der normalen Erregungsausbreitung im Herzen dargestellt, wobei R und R' annähernd gleich groß auf die Ableitungslinie V1 zur Projektion kommen.

6.1.2. Linksanteriorer Hemiblock — LAH (Abb. 40)

Unterbrechung oder hochgradige Leitungsverzögerung im linksanterioren Faszikel führen zu einem überdrehten Linkstyp mit einer Achsenlage von über $-30°$ beim Erwachsenen, während bei Kindern der QRS-Vektor zwischen $0°$ und $-30°$ liegen kann. Der Kammerkomplex ist nicht sicher verbreitert. Nur wenn auch im linksposterioren Schenkel eine Verzögerung vorliegt, kann es zu inkompletten Linksschenkelblockbildern kommen. Häufig liegt nicht nur ein unifaszikulärer linksanteriorer Hemiblock vor, sondern eine Kombination mit einem Rechtsschenkelblock, was durch die gemeinsame Blutversorgung erklärlich ist. Diese kombinierte Blockform findet man daher gerne bei Vorderwandinfarkten mit Verschlußsymptomatik im Ramus descendens anterior der linken Kranzarterie.

6.1.3. Linksposteriorer Hemiblock — LPH (Abb. 40)

Es handelt sich um eine seltene Blockform, die mit rechtstypischen Elektrokardiogrammen mit einer Achsenlage zwischen $+80°$ bis $+120°$ einhergeht. Auch diese Blockform ist gelegentlich mit einem Rechtsschenkelblock kombiniert. Aufgrund der Gefäßversorgung kann der Hemiblock Symptom bei einem Hinterwandinfarkt sein.

Die Hemiblockformen erklären nun zwanglos die in früheren Jahren so oft fehlgedeuteten Lagetypen. Da die Septumerregung durch den ungestörten Faszikel erfolgt, sind Q-Zacken bei Hemiblockformen vorhanden. Erst bei Unterbrechung beider linken Faszikel fehlen die Q-

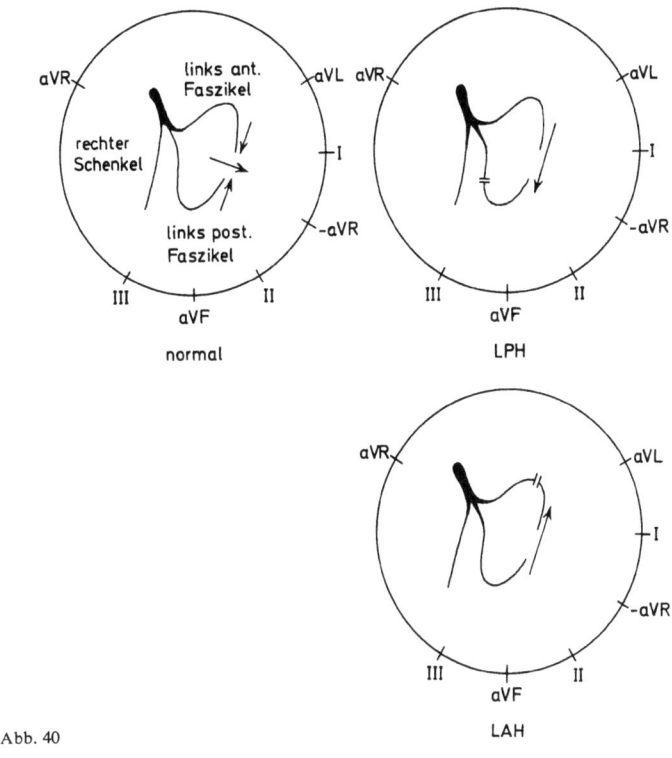

Abb. 40

Zacken, da dann das Septum nicht mehr von links nach rechts erregt werden kann.

6.2. Bifaszikuläre Schenkelblockbilder

6.2.1. Linksschenkelblock (Abb. 41 u. 42)

Kompletter Linksschenkelblock

QRS ist über 0,12 sec verbreitert, die QR-Zeit ist über 0,08 sec verlängert. In Abl. I, V 5 und V 6 findet man eine plumpe R-Zacke mit „abgebrochener Spitze" („abgebrochener Zuckerhut"), der gewöhnlich kein Q vorausgeht. Die Nachschwankung ist diskordant. Auf eine nach oben konvexe ST-Strecke folgt ein (− − +) biphasisches T. Gar nicht selten fehlt das initiale r rechtspräkordial, so daß ein Anteroseptalinfarkt vorgetäuscht wird.

Beim kompletten Linksschenkelblock sind beide linksseitigen Faszikel des Reizleitungssystems unterbrochen, es handelt sich also um eine Kombination von linksanteriorem und linksposteriorem Hemiblock. Der Summationsvektor wird dann eine Richtung einnehmen, die zwischen dem überdrehtem Linkstyp des linksanterioren Hemiblocks und dem Rechtstyp des linksposterioren Hemiblocks liegt, d.h. der QRS-Vektor ist nach links seitlich und hinten abgelenkt.

Inkompletter Linksschenkelblock

QRS ist nicht über 0,12 sec verbreitert, die QR-Zeit jedoch in V 6 (V 5) über 0,055 sec verzögert. Das EKG-Bild zeigt eine „Miniaturform" des kompletten Linksschenkelblockes. Kleine Q-Zacken können durch das Erhaltenbleiben der Septumerregung von links nach rechts dem R vorangehen. So wird z.B. bei Volumenüberlastung links, etwa durch eine Aorteninsuffizienz, das Q auf eine Septumhypertrophie bezogen. Die wesentliche Ursache für das Erhaltenbleiben der Q-Zacke wurde oben bereits erwähnt und besteht in der ungestörten Septumerregung durch den erhaltenen oder wenigstens besser leitenden Faszikel links. Das Auftreten einer S-Zacke nach R in V 5 und V 6 muß bei inkomplet-

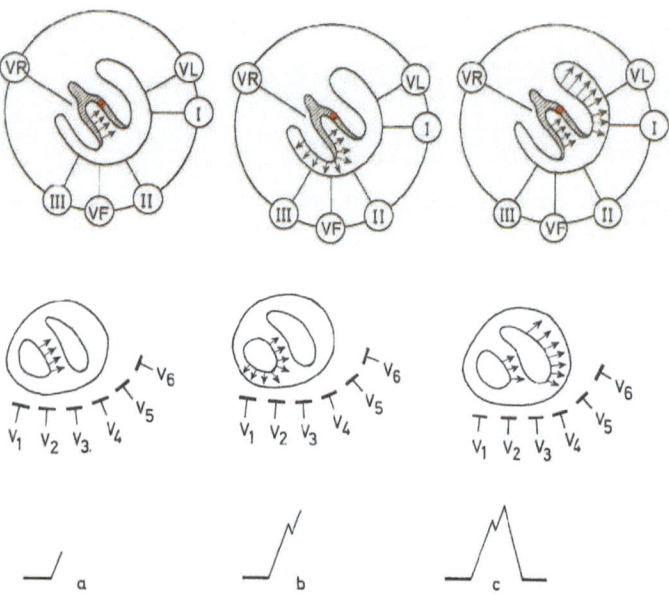

Abb. 41a–c. Erregungsausbreitung beim Linksschenkelblock. Stromkurvenbeispiel in I, aVL, V_{5-6}

tem Linksschenkelblock an ein Emphysem (Drehung des Herzens im Uhrzeigersinn) oder an eine zusätzliche rechtsventrikuläre Leitungsstörung denken lassen.

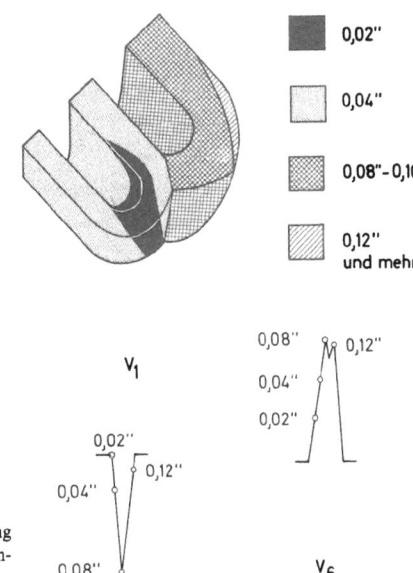

Abb. 42. Erregungsausbreitung bei Linksschenkelblock. Stromkurvenbeispiel in V_1 und V_6

6.2.2. Linksanteriorer Hemiblock und Rechtsschenkelblock

Die Diagnose dieser bifaszikulären Blockbilder ergibt sich aus dem überdrehten Linkstyp in den Standard- und Goldberger-Ableitungen kombiniert mit dem Bild des Rechtsschenkelblockes in Form eines RSR'-Komplexes oder verbreiterter S-Zacken über den rechtsseitigen Brustwandableitungen. Derartige Bilder zu deuten bereitete noch vor kurzem große Schwierigkeiten, da man sich nicht erklären konnte, wie bei einem überdrehten Linkstyp, den man gerne einer Linkshypertrophie zuschrieb, zusätzlich der Rechtsschenkelblock zu erklären sei. Wie erwähnt, handelt es sich bei dieser Form des bifaszikulären Schenkelblockes um eine häufige Begleiterscheinung von Vorderwandinfarkten.

6.2.3. Linksposteriorer Hemiblock und Rechtsschenkelblock

Diese Kombination ist seltener. Sie geht in den Standard- und Goldberger-Ableitungen mit einem Rechtstyp zwischen +80° bis +120° einher,

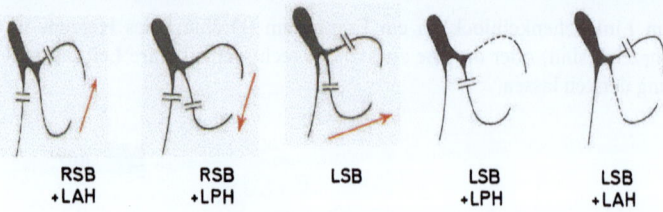

| RSB | RSB | LSB | LSB | LSB |
| +LAH | +LPH | | +LPH | +LAH |

Abb. 43. Bifaszikuläre Blockbilder

was sich mit dem in den Brustwandableitungen nachweisbaren Rechtsschenkelblock eher zu vereinbaren scheint. Bei derartigen EKG-Bildern wurde früher eine Rechtsherzhypertrophie mit Schenkelblock angenommen. Es handelt sich aber um Blockbilder, die auch bei Koronarsklerose ohne Rechtsherzhypertrophie beobachtet werden können. Der komplette sog. diskordante Rechtsschenkelblock dürfte darin seine wesentliche Erklärung finden.

Eine Zusammenschau aller aufgezählten bifaszikulären Blockbilder gibt Abb. 43. Daraus ist ersichtlich, daß nicht nur die vollständige Unterbrechung, sondern auch eine Leitungsverzögerung in einem Tawaraschenkel zusammen mit einer vollständigen Unterbrechung in einem zweiten Schenkel zu bifaszikulärem Block führen kann.

Einige klinisch wichtige Blockbilder sind als Kurvenbeispiele in Abb. 44a–d dargestellt.

6.3. Trifaszikuläre Blockbilder

Sie lassen sich im EKG nicht von einem totalen av-Block unterscheiden, da es ja ebenso zu einer vollständigen Unterbrechung zwischen Vorhöfen und Kammern kommt, wie bei einer Unterbrechung im av-Knoten oder im Hisschen Bündel. Diese Schenkelblockform ist die einzige, die zwangsläufig auch zu Rhythmusstörungen Anlaß gibt, da ein tertiäres Reizbildungszentrum in der Kammer gezwungen ist, die Schrittmacherfunktion zu übernehmen (passive Heterotopie).

Die Blockdiagnose der Hemiblockbilder läßt sich aus den Standard- und Goldberger-Ableitungen stellen, während die kompletten Links- und Rechtsschenkelblockbilder mit Sicherheit erst aus den Brustwandableitungen gestellt werden können, da die Herzachsenlage Täuschungen in den Standard-Ableitungen verursachen kann. So kann einerseits bei einer starken anatomischen Abdrehung der Herzachse nach links, z. B. infolge einer Linksherzhypertrophie, ein kompletter Linksschenkelblock seinen Hauptvektor in der Frontalebene auf $-30°$, also zur Elektrode aVL hin, projizieren. Andererseits kann bei einem sehr steil stehenden Herzen der gleiche Linksschenkelblock-Vektor in der Frontalebene gegen die Ableitung II, also gegen $+60°$ hin gerichtet sein. Seine

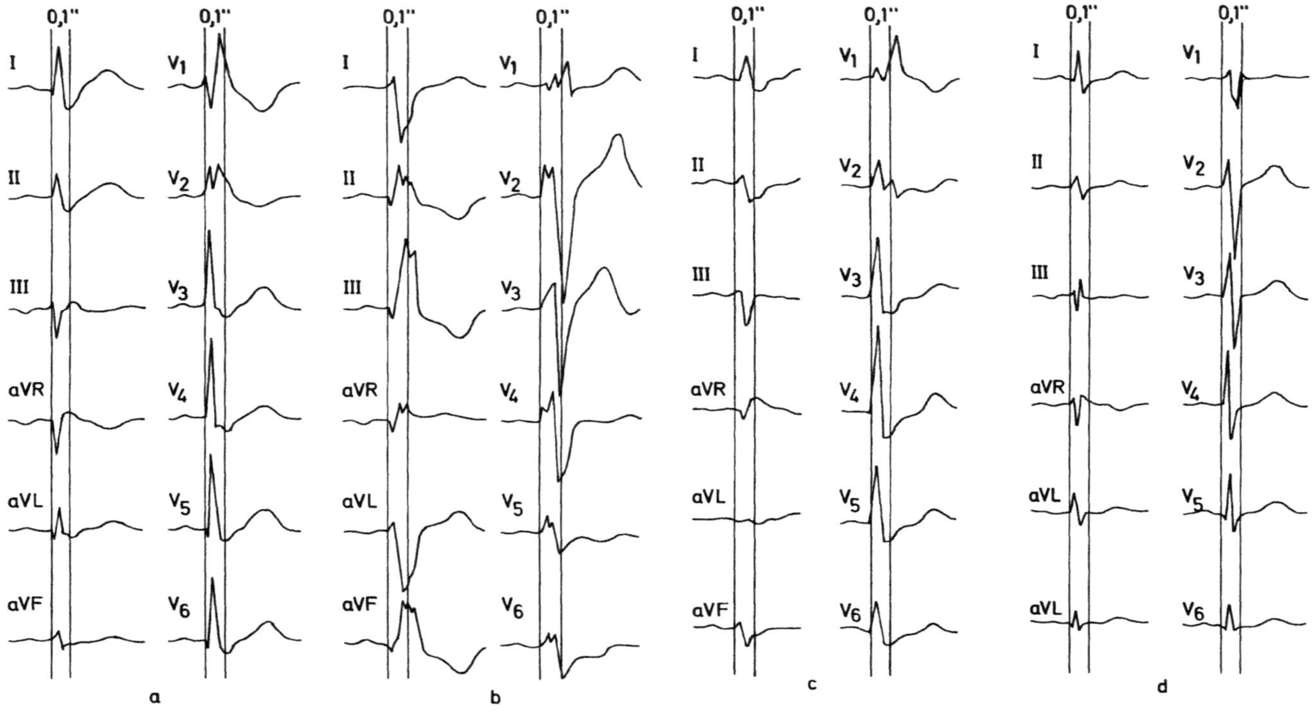

Abb. 44a–d. a) Kompletter Wilson-Block; b) Klassischer ReSch-Bl. (diskordanter Block); c) Sog. konkordanter Rechtsschenkelblock DD: Linksanteriorer Hemiblock + Rechtsschenkelblock; d) Inkompl Wilsonblock (sog. „physiol." ReSch-Bl.)

Projektion auf die Horizontalebene wird sich dadurch jedoch in beiden Fällen nicht verändern. Stets wird sich der Vektor dort etwa senkrecht auf die Ableitungslinie V4 projizieren lassen und auf die Elektrode V7 zulaufen. Somit wird man ihn nur in den Brustwandableitungen als klassischen Linksschenkelblock erkennen können und nicht etwa irrtümlich für einen Rechtsschenkelblock halten, was bei anatomischer Steil-Stellung der Herzachse passieren könnte.

Schwierig wird die Diagnose von intraventrikulären Leitungsstörungen dann, wenn es sich nicht um Unterbrechungen einzelner Tawaraschenkel, sondern um zusätzliche oder alleinige Leitungsverzögerungen in den Tawaraschenkeln handelt. Dann entstehen nämlich die av-Blockbilder ersten und zweiten Grades, wie wir sie bei höhersitzenden Leitungsverzögerungen im av-Knoten bzw. im Hisschen Bündel kennen. In Tabelle 1 wird eine Einteilung der atrioventrikulären Leitungsstörungen unter Berücksichtigung dieser Tatsachen gegeben. Auf das in der Tabelle

Tabelle 1. Einteilung der atrioventrikulären Leitungsstörungen

		EKG		His-Elektogramm	
		PQ-Intervall	Kammerkomplexe	P-H-Intervall	H-V-Intervall
Proximale av-Leitungsstörungen	av-Block I.	verlängert	normal	verlängert	normal
	av-Block II. Grades	Zunahme der PQ-Zeit mit einzelnen Systolenausfällen (Wenckebach-Periodik, Mobitz I)	normal vereinzelt Systolenausfall	verlängert, vereinzelt P-H-Dissoziation	normal
	av-Block III. Grades	keine Überleitung	normal	Unterbrechung	Ersatzzentrum im Hisschen Bündel mit normalem H-V-Intervall
Distale av-Leitungsstörung	av-Block I. Grades	verlängert	häufig verbreitert (Hemiblock- oder Schenkelblockbilder)	normal	verlängert
	av-Block II. Grades	meistens konstante Verlängerung mit fallweiser Unterbrechung der Überleitung (Mobitz II)	häufig verbreitert (Hemiblock- oder Schenkelblockbilder)	normal	verlängert und vereinzelt Unterbrechung
	av-Block III. Grades	keine Überleitung	meistens verbreitert (Hemiblock- oder Schenkelblockbilder)	normal	Unterbrechung

angeführte His-Elektrogramm wird im Kapitel über Rhythmusstörungen eingegangen.

Bei proximalen av-Leitungsstörungen sitzt die Verzögerung bzw. zeitweilige oder ständige völlige Unterbrechung der Überleitung im av-Knoten bzw. in dem av-Knoten naheliegenden Teilen des Hisschen Bündels. Die Kammerkomplexe sind dann nicht verbreitert. Bei distalen av-Leitungsstörungen dagegen liegt die Störung im Bereich der Verzweigung des Hisschen Bündels in die drei Faszikel oder noch weiter kammerwärts. Eine gleichmäßige, symmetrische Leitungsverzögerung in allen drei Tawarafaszikeln wird keinen totalen Block, sondern einen av-Block ersten Grades hervorrufen, der dann als distaler av-Block zu bezeichnen ist. Ist einer der Faszikel unterbrochen und leiten die zwei anderen schlecht, dann handelt es sich um eine asymmetrische Leitungsstörung, bei der aufgrund der Unterbrechung eines Faszikels entweder ein linksseitiger Hemiblock oder ein Rechtsschenkelblock entsteht, durch die Leitungsverzögerung in den anderen Faszikeln aber auch noch ein av-Block ersten Grades resultiert. Der distale av-Block zweiten Grades Typ 2 (Mobitz II) ist in der Mehrzahl der Fälle auf eine trifaszikuläre intraventrikuläre Leitungsstörung zurückzuführen. Allerdings muß dann mindestens noch ein Faszikel zeitweise durchgängig sein, da es sonst ja zum ständigen trifaszikulären, d.h. totalen av-Block kommen würde. Dieser Faszikel bestimmt dann den Grad der Leitungsstörung. Distale av-Blöcke gehen daher meist mit Schenkelblockbildern einher.

Proximale und distale av-Leitungsstörungen

7. Das WPW-Syndrom (Syndrom nach Wolff-Parkinson-White, Präexzitations-Syndrom, Ante-Systolie, „falscher Schenkelblock")

Besondere Kennzeichen Sein Prototyp ist durch zwei miteinander in ursächlichem Zusammenhang stehende abnorme Eigenschaften des EKG charakterisiert:

1. *Kammerkomplexe mit verlängerter Dauer der Anfangsschwankung*, die einen meist *auffallend trägen Beginn* zeigen und mit mehr oder weniger stark deformiertem ST-T-Abschnitt einhergehen.

2. *Verkürzte av-Intervalle*, da die Dauer der Kammeranfangsschwankung auf Kosten des av-Intervalls verlängert ist.

Eine weitere fakultative Begleiterscheinung des Syndroms besteht in Anfällen von *paroxysmaler Tachykardie*, die bei etwa $^2/_3$ der Fälle vorkommen.

Wie beim „echten" Schenkelblock ist beim WPW-Syndrom der Kammerkomplex verbreitert. Aber diese Verbreiterung von QRS geht nicht auf Kosten der ST-Strecke, sondern der PQ-Strecke, da der Beginn der R-Zacke in Richtung P-Welle verlagert wird. Daraus resultiert eine QRS-Dauer, die nicht selten 0,12 sec überschreitet und andererseits eine

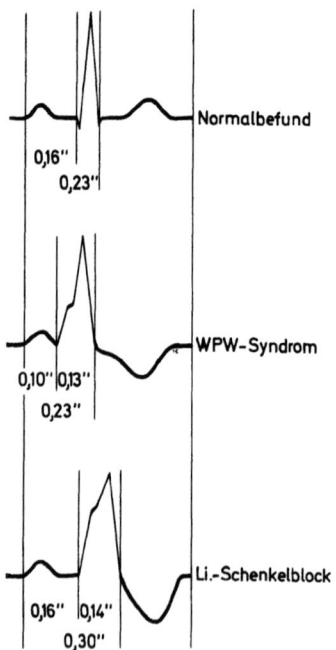

Abb. 45. Zeitliche Beziehungen von P und QRS bei WPW-Syndrom und Linksschenkelblock

Verkürzung des PQ(R)- bzw. av-Intervalls auf unter 0,12 sec. Unverändert bleibt jedoch die Zeit vom Beginn der P-Welle bis zum Ende von QRS, die sogenannte P-J-Zeit. Dieser Punkt J (junction point) liegt an der Stelle des Überganges der R- oder S-Zacke am Ende des Kammerkomplexes zur ST-Strecke.

Beim Schenkelblock, dem das WPW-EKG bis auf die verkürzte PQ-Zeit sehr ähnlich sieht, wird die Erregung eines Ventrikels verspätet vollendet. Beim WPW-Syndrom hingegen erfolgt sie vorzeitig (Ante-Systolie, Präexzitation). Infolgedessen ist das av-Intervall um jene Zeit verkürzt, um die der Kammerkomplex verbreitert ist (Abb. 45).

Auffallend ist die sogenannte Deltaform der R-Zacke. Sie entsteht durch eine Vorschwankung im ansteigenden R-Schenkel infolge der

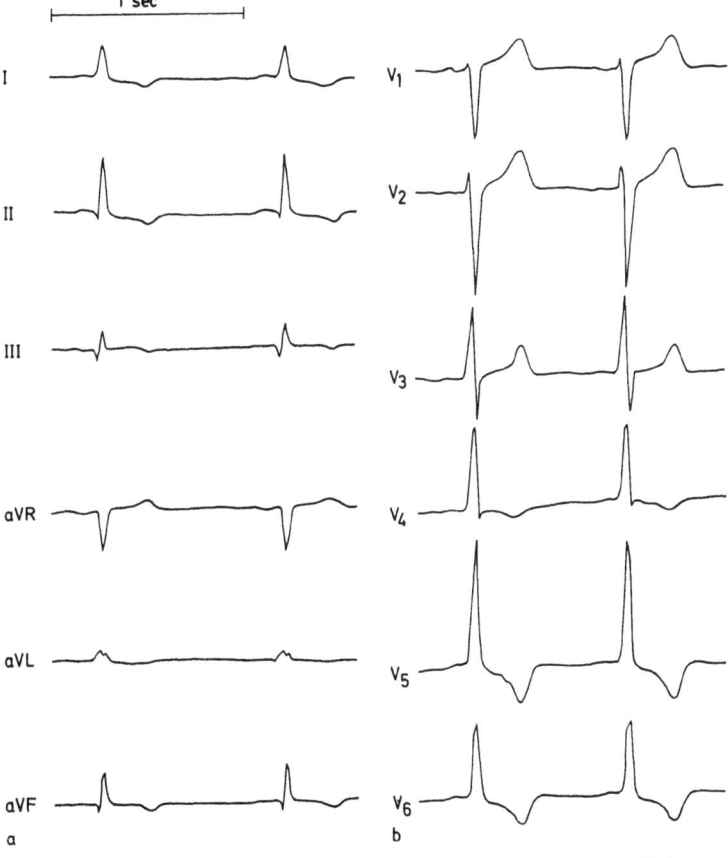

Abb. 46a, b. WPW-Syndrom Typ B, sog. sternal negativer Typ. PQ-Zeit 0,10 sec. Weiteres Beispiel s. auch Abb. 68c, S. 86.

verfrühten Erregung eines umschriebenen Muskelareals im Ventrikel. Dadurch wird nicht nur die QRS-Dauer, sondern auch die QR-Zeit verlängert.

WPW-Typen Man unterscheidet folgende Typen: Typ A (Links-WPW): Delta-R-Zacke über der ganzen Brustwand; sternal positiver Typ. Typ B (Rechts-WPW): Delta-R-Zacke in I, aVL sowie V3 bis V6; sternal negativer Typ. Das typische Bild der Nachschwankung ist in den Ableitungen mit R durch eine nach oben konvexe ST-Senkung charakterisiert, die in ein überwiegend negatives T übergeht. Somit gleicht die Morphologie weitgehend der des Linksschenkelblockes, wobei aber das R beim WPW-Syndrom in seiner Spitze meist schmäler ist, während der echte Block eine plateauförmige R-Spitze zeigt („abgebrochener Zuckerhut"). Je unscheinbarer die Delta-Welle ist, desto geringfügiger sind auch die Veränderungen der Nachschwankung (Abb. 46).

Zwischen dem eben beschriebenen Befund und einem normalen QRS-Komplex gibt es auch bei demselben Patienten zahlreiche Übergänge und Varianten. Das WPW-Syndrom kann dauernd (konstant) oder nur zeitweilig (inkonstant) auftreten. Die Änderung des Kurvenbildes können dabei sprungweise (intermittierend zwischen den Normalschlägen) oder gleitend erfolgen. Die gleitenden Änderungen stellen das sogenannte „Ziehharmonika-Phänomen" (Concertina-Effekt) dar. So kann sich z.B. die Delta-Welle spontan oder unter vegetativen Einflüssen, z.B. Karotis-Sinus-Massage, vorübergehend verlängern. Dabei kommt es auch zu sekundären Veränderungen der Nachschwankung.

Klinische Bewertung Die meisten Menschen mit WPW-Syndrom scheinen herzgesund. Viele von ihnen neigen jedoch zu paroxysmaler Tachykardie. Die „Harmlosig-

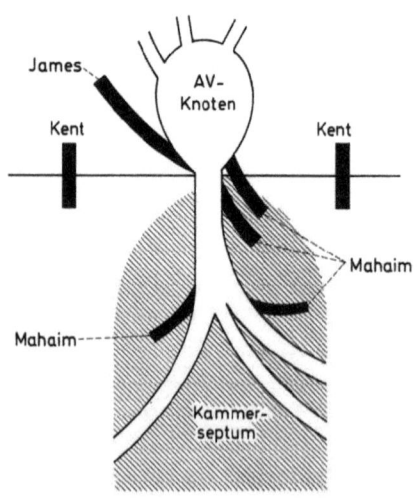

Abb. 47
Paraspezifische Bahnen

keit" des Syndroms läßt sich nur aus klinischen und EKG-Verlaufskontrollen erweisen. Das WPW-Syndrom wird auch symptomatisch bei entzündlichen und degenerativen Myokarderkrankungen beobachtet.

Präexitations-Syndrome werden durch anomale muskuläre Verbindungsbrücken zwischen den Vorhöfen und den Herzkammern hervorgerufen, wodurch ein Teil des Kammermyokards vorzeitig erregt werden kann. Derartige „para-spezifische" Bahnen ließen sich in Form eines Kentschen Bündels zwischen dem linken Vorhof und dem linken Ventrikel bzw. dem rechten Vorhof und dem rechten Ventrikel nachweisen. Ersteres ist für den Typ A, letzteres für den Typ B des WPW-Syndroms zuständig. Ferner wurden Mahaim-Bündel beschrieben, die von den unteren Teilen des av-Knotens ihren Ursprung nehmen, wodurch die Bremsfunktion des av-Knotens aufrecht erhalten bleibt und eine normale PQ-Zeit mit Delta-Welle resultiert. Das sogenannte James-Bündel dagegen stellt einen Kurzschluß zwischen Vorhof und distalem av-Knoten her (Abb. 47), wodurch eine kurze PQ-Zeit, aber ein normaler Kammerkomplex entstehen (Lown-Ganong-Levine-Syndrom). Die Kombination eines James- und eines Mahaim-Bündels schließlich kann zu kurzer PQ-Zeit und Delta-Welle führen (Abb. 48). Für die kurze PQ-Zeit ist das James-Bündel, für die Delta-Welle das Mahaim-Bündel zuständig.

Genese

Kentsches Bündel

Mahaim-Bündel

James-Bündel

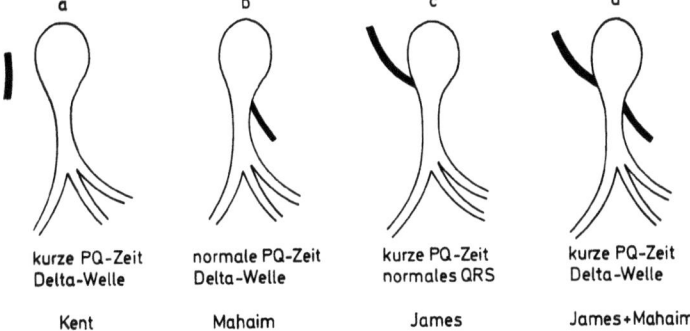

Abb. 48. EKG-Veränderungen bei verschiedenen akzessorischen Leitungsbahnen

Während das Kent-Bündel die normalen Leitungsbahnen nicht berührt, stehen James- und Mahaim-Bündel in Verbindung mit dem normalen Erregungsleitungssystem.

Alle drei Bündel können zu kreisenden Erregungsprozessen (Umkehrtachykardien) Veranlassung geben.... (Abb. 49, s. auch „Reentrymechanismen", S. 124).

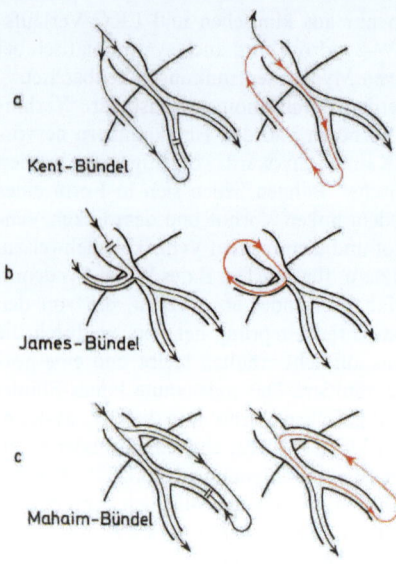

Abb. 49 Umkehrtachykardie über akzessorische und normale Leitungsbahnen in Abhängigkeit von deren Refraktärität (s. Abb. 89)

8. Das EKG bei Hypertrophie einzelner Herzteile

8.1. Das EKG bei Hypertrophie der Vorhöfe

Zuerst soll das Elektrokardiogramm bei Hypertrophie der Vorhöfe ausführlicher erörtert werden, weil seine vektorielle Deutung leicht verständlich ist und als vereinfachtes Modell der Veränderungen bei der Kammerhypertrophie dienen kann.

Normalerweise werden, vom Sinusknoten ausgehend, die Vorhöfe in der Weise aktiviert, daß der rechte Vorhof zeitlich ca. 0,02 bis 0,03 sec vor dem linken Vorhof erregt wird. Dabei ist hier die Hauptrichtung der Erregungsausbreitung infolge der Lage des rechten Vorhofs von oben nach unten. Der Hauptvektor bei der Erregung des rechten Vorhofs wird deshalb schon unter normalen Bedingungen auf die Ableitungen aVF und III gerichtet sein. Da aber der linke Vorhofvektor mehr zur Ableitung I hin gerichtet ist, wird der Summationsvektor beider Vorhöfe (die Resultante aus dem Kräfteparallelogramm rechter–linker Vorhof) auf

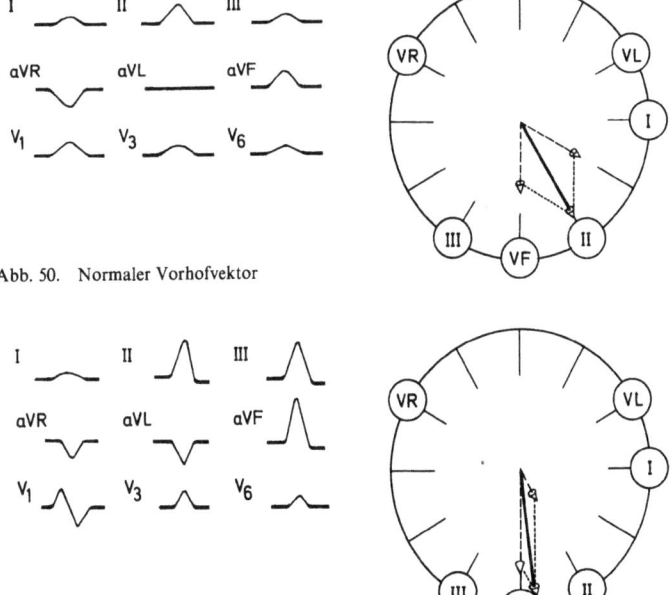

Abb. 50. Normaler Vorhofvektor

Abb. 51. P dextrocardiale

Normale Vorhoferregung

die Ableitung II hin gerichtet sein, und dort also werden wir bei einer normalen Vorhoferregung die größte P-Zacke erwarten dürfen (Abb. 50).

P dextro-cardiale Hypertrophiert nun der rechte Vorhof, so wird der auf aVF zulaufende Vektor des rechten Vorhofs infolge der vergrößerten Muskelmasse und der dadurch erhöhten Potentialdifferenzen an Größe zunehmen, ohne daß sich die Richtung des Vektors wesentlich ändert. Der hypertrophierte Vorhof dehnt sich nach unten und nach beiden Seiten aus. Wie man aus der Abb. 51 erkennt, überwiegt nun der Vektor des rechten Vorhofs gegenüber dem linken. Der Gesamtvektor, die Resultante im Kräfteparallelogramm, ist nun nicht mehr auf Ableitung II, sondern auf Ableitung aVF hin gerichtet. Dieser große Vektor wird also in Ableitung aVF, II und III zu einer Amplitudenerhöhung der P-Zacke Anlaß geben. Das überhöhte spitze P heißt: P dextrocardiale, P dextroatriale oder P pulmonale. In Ableitung II und III ist die Amplitude der Zacke meist über 0,2 mV (2mm bei Eichung: 1 mV = 10 mm) hoch. In Ableitung I ist P fast isoelektrisch, Ableitung aVL und aVR sieht dem P-Vektor nach und verzeichnet daher ein negatives P.

Welche Form der P-Zacken haben wir bei einer Hypertrophie des rechten Vorhofs in den Brustwandableitungen zu erwarten? An sich ist die Hauptrichtung des P-Vektors in der Horizontalebene nach vorne und etwas nach rechts gerichtet. Wir würden also, ähnlich wie bei normalen Herzen, positive P-Zacken in allen Brustwandableitungen erwarten, da ja der Vektor auf alle diese Ableitungsstellen V1 bis V6 zuläuft. Die P-Zacken werden entsprechend der Größenzunahme des Vektors auch eine Amplitudenzunahme aufweisen. In Abb. 51 finden wir in V1 ein diphasisches P. Es handelt sich um ein P dextrocardiale bei einem chronischen Cor pulmonale. Durch den Zwerchfelltiefstand liegt ein Teil des rechten Vorhofs unter der Ableitungsebene, und die Elektrode in V1 sieht den Hauptvektor des rechten Vorhofs zuerst auf sich zukommen, dann aber an sich vorbei zum tieferstehenden Zwerchfell laufen. Sie sieht ihm also in der zweiten Hälfte der Vorhoferregung nach. Daß diese Deutung richtig ist, läßt sich bei Emphysemherzen dadurch beweisen, daß wir die Brustwandelektrode V1 um eine Handbreit tiefer, in Zwerchfellhöhe etwa, anlegen und dadurch ein nur positives P aufzeichnen. Ein solches biphasisches P dextrocardiale bei einem Emphysemherzen ist aber nicht verbreitert (dadurch unterscheidet es sich vom biphasischen P sinistrocardiale), sondern im Gegenteil oft schmäler als ein normales P.

P sinistro-cardiale Nach der Lage des linken Vorhofs und der Erregungsausbreitung vom Sinusknoten aus, der ja an der Einmündungsstelle der Vena cava superior in den rechten Vorhof liegt, ist der Hauptvektor von rechts nach links, ferner etwas nach hinten und oben gerichtet. Die Vektorpfeilspitze des linken Vorhofs zeigt also nach I, aVL, V5 und V6, wo dementsprechend positive Zacken zu erwarten sind. Da aber der linke Vorhof zeitlich ca. 0,02–0,03 sec *nach* dem rechten Vorhof aktiviert wird, wird die P-Zacke zeitlich zuerst durch den rechten Vorhofanteil und dann erst durch die Erregung des linken Vorhofs bestimmt werden. In

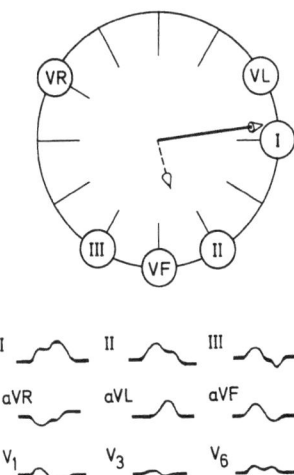

Abb. 52. P sinistrocardiale

den links gelegenen Ableitungen wird also die zweite P-Hälfte, d. h. der Vektor des linken, später erregten Vorhofes, besser abgebildet werden. Bei ausgeprägter Hypertrophie des linken Vorhofs wird dieser Unterschied besonders deutlich. Durch das Höherwerden des zweiten (linken) Anteils der P-Zacke entsteht ein doppelgipfliges P. Außerdem wird die ganze P-Zacke breiter und überschreitet in den Extremitätenableitungen 0,1 sec, in den Brustwandableitungen 0,12 sec.

Wie aus der Abb. 52 hervorgeht, wird also bei einer Hypertrophie des linken Vorhofs der Vektor vorwiegend nach I, ja noch darüber hinaus auf aVL hin, abgelenkt werden. Da die Erregungsausbreitung im rechten und linken Vorhof gerade bei der Hypertrophie des linken Vorhofs zeitlich nicht gleichzeitig, sondern nacheinander erfolgt, so können wir wenigstens zum Teil die Erregungsausbreitung im rechten Vorhof, d. h. den Hauptvektor des rechten Vorhofs, der zwischen II und aVF verläuft, in der ersten Hälfte der P-Zacke erkennen, und den Vektor des linken hypertrophen Vorhofs in der zweiten Hälfte der P-Zacke. Der Achsenwinkel des Summationsvektors beider Vorhöfe beträgt um 0°. Wir nennen die so veränderte P-Zacke: P sinistrocardiale, P sinistroatriale, P mitrale. Neben den doppelgipfligen und verbreiterten, gelegentlich auch im zweiten Anteil erhöhten Vorhofzacken in Ableitung I, II, aVL, V 5 und V 6, findet man über der rechten Brustwand besonders in V 1 ein charakteristisches Bild in Form einer kleinen positiven P-Anfangsschwankung (rechter Vorhofanteil), der eine breite muldige negative Schwankung folgt. Der Vektor des hypertrophen linken Vorhofs ist ja von V 1 weg nach links gerichtet.

Bei einer Hypertrophie beider Vorhöfe finden wir die Zeichen des P dextrocardiale und jene des P sinistrocardiale nebeneinander. Wir spre- P cardiale chen dann von einem „P cardiale". P ist dann in Ableitung I und II hoch und doppelgipflig, der zweite Gipfel höher als der erste und deutlich verbreitert. In Ableitung III ist die P-Zacke meist diphasisch, wobei der erste positive Anteil eine größere Amplitude zeigt, als beim P sinistrocardiale. In den Brustwandableitungen V 1 und V 2 — in denen man das Verhalten der Vorhöfe meistens am besten beurteilen kann — findet sich ein diphasisches P, bei welchem der Anfangsteil hoch und spitz und die zweite Hälfte muldenförmig negativ und verbreitert ist.

Es muß an dieser Stelle mit Nachdruck darauf hingewiesen werden, daß gerade die P-Zacken funktionellen Einflüssen besonders stark unterliegen. Bei Eingriffen am Herzen, z.B. im Verlauf einer Perikardektomie bei Pericarditis constrictiva, können die P-Zacken bei fortlaufender EKG-Schreibung innerhalb von Minuten alle Bilder vom P sinistrocardiale bis zum P dextrocardiale durchlaufen, obwohl sich das anatomische Substrat selbst, d.h. die Muskelmasse der Vorhöfe sicher nicht ändert. Hier spielen eben andere Faktoren, wie die jeweilige Lage des Herzens und der Vorhöfe, nervale Einflüsse (im Orthostasesyndrom werden die P-Zacken in Ableitung II und III spitz und hoch wie bei einem chronischen Cor pulmonale) und auch Stoffwechselveränderungen eine große Rolle. Veränderungen der P-Zacken allein dürfen deshalb klinisch nie überschätzt werden.

8.2. Das EKG bei Hypertrophie der Kammern

Aus Verlaufsbeobachtungen und Untersuchungen zur Hämodynamik bei angeborenen Herzfehlern hat man in den letzten Jahren versucht, vor allem zwei Formen der Hypertrophie zu unterscheiden, die sich von verschiedenen hämodynamischen Verhältnissen ableiten und in reiner Prägung besondere elektrokardiographische Kennzeichen besitzen: Die Widerstandshypertrophie und die Volumenhypertrophie (systolic and diastolic overloading).

Widerstands- u. Volumen- hypertrophie

Eine *Widerstandshypertrophie* entsteht, wenn der Ventrikel vermehrte Druckarbeit gegen ein Hindernis in seiner Auswurfbahn leisten muß; so z.B. der linke Ventrikel bei einer Aortenstenose, der rechte Ventrikel bei einer Pulmonalstenose.

Eine *Volumenhypertrophie* entsteht, wenn das Herz auf die Dauer einer vermehrten Volumenarbeit ausgesetzt ist. Für das linke Herz ist die Aortenklappeninsuffizienz ein Beispiel, für das rechte Herz der Vorhofseptumdefekt (durch den arteriovenösen Kurzschluß fließt dem rechten Herzen und somit auch dem Lungenkreislauf ständig ein erhöhtes Blutvolumen zu).

Jede dieser beiden Formen von Kammerhypertrophie ist durch eine Zunahme der Amplituden des QRS-Komplexes gekennzeichnet. Bei der Volumenbelastung (Hypertrophie und Dilatation) kommt es aber außer zur Amplitudenzunahme gleichzeitig auch zu einer Verbreiterung der

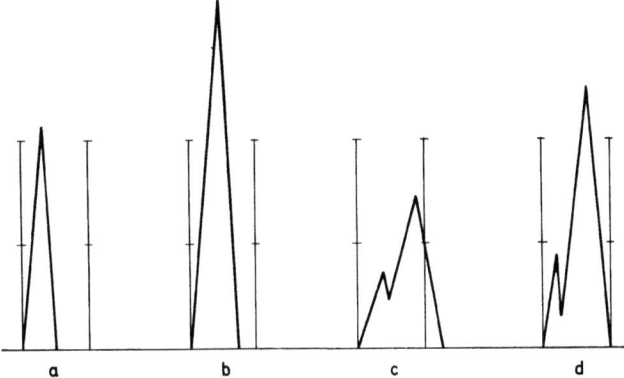

Abb. 53a–d. Schematische Darstellung der Erregungsausbreitung im Herzen als R-Zacke: a) beim Herzgesunden, b) bei Hypertrophie, c) bei Dilatation, d) bei Hypertrophie und Dilatation des Herzmuskels

QRS-Gruppe. Es handelt sich um eine ventrikuläre Leitungsstörung (Abb. 53). Deshalb wird das Hypertrophie-EKG hier im Anschluß an die ventrikulären Leitungsstörungen (Schenkelblockbilder) besprochen.

Für die Klinik hat sich die elektrokardiographische Unterscheidung von Volumen- und Widerstandshypertrophie als nicht so ergiebig erwiesen, wie man ursprünglich erhofft hatte. In fortgeschrittenen Stadien können die EKG-Stromkurven bei Aortenstenose und Aorteninsuffizienz ähnliche Veränderungen aufweisen, weil es bei der Aortenstenose sekundär zu Dilatationen oder ventrikulären Leitungsstörungen infolge chronischer Koronarinsuffizienz und bei der Aorteninsuffizienz sekundär zu

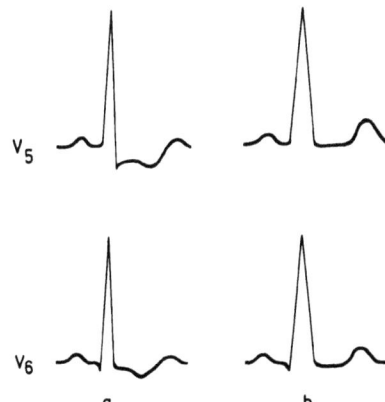

Abb. 54a, b. Typische Stromkurve bei Aortenstenose (Widerstandshypertrophie); b) Typische Stromkurve bei Aorteninsuffizienz (Volumenhypertrophie)

Repolarisationsstörungen ebenfalls infolge chronischer Koronarinsuffizienz kommt.

Die Unterscheidung der Widerstands- und Volumenhypertrophie behält aber bei angeborenen Herzfehlern und bei erworbenen Vitien (Abb. 54), sofern eine Verlaufsbeobachtung möglich ist, ihren Wert, weshalb sie auch in einer EKG-Propädeutik differenziert abgehandelt werden soll.

Unser Übersichtsschema zur Kammerhypertrophie (Tabelle 2 u. 3) ordnet die möglichen Veränderungen nicht nach ihrer Häufigkeit, sondern nach ihrer elektrokardiographischen „Morphologie". Ex kommt nicht bei jeder Hypertrophie zu Veränderungen, die Depolarisation, Repolarisation und Position gleichzeitig, in der gleichen Weise und obligat beeinflussen.

8.2.1. Depolarisation
Amplitudengröße (Zunahme des Potentials) (Tabelle 2 u. 3):

Die Hypertrophie einer bestimmten Herzwand erzeugt eine Vergrößerung der zugehörigen R-Zacken; sie werden bei einer Linkshypertrophie links noch größer, als sie es ohnehin schon sind, sie nehmen bei einer Rechtshypertrophie rechts an Größe zu. Mit Hilfe einer Einzeluntersuchung ist die „Hochspannung", sofern sie nicht extreme Grade erreicht hat und unmittelbar ins Auge springt, schwer zu bestimmen. Als einzige Hilfe bietet sich die Verlaufsbeobachtung an.

Grundsätzlich sollten zur Beurteilung alle präkordialen Ableitungen in Betracht gezogen werden und sowohl die Zacken in der Nähe der überwiegenden Kammer als auch die gegenüberliegenden Zacken gemessen werden. Je größer die positiven Ausschläge der einen Seite, desto größer auch die negativen der anderen. Mitunter sind in der üblichen Ableitungsreihe V 1–V 6 nur diese negativen Zacken (die korrespondierenden S-Zacken) besonders groß, sie stehen dann repräsentativ für eine Hypertrophie.

„Doppelgänger" der Hochspannung

Aber nicht nur die Massenzunahme eines Herzteiles führt zu einem sogenannten „Hochspannungs"-EKG in den entsprechenden Ableitungspunkten (z.B. bei Linkshypertrophie über der linken Brustwand). Die Zacken nehmen auch dann an Höhe zu, wenn das Herz sehr nahe zu den in Frage kommenden Ableitungspunkten, z.B. bei mageren Personen nahe an der vorderen Brustwand, gelegen ist.

„Maskierung" der Hochspannung

Wie es eine Amplitudenzunahme ohne Hypertrophie gibt, können auf der anderen Seite extrakardiale Einflüsse, die zu einer Niederspannung führen, auch bei sicherer Hypertrophie eine Amplitudenzunahme in den üblichen Ableitungen verhindern, z.B. Emphysem, Ergüsse, Schwarten.

Diese „Maskierungen" und „Doppelgänger" sind ein Grund, warum aus der QRS-Amplitude und auch aus Indizes, die aus den überwiegenden Ausschlägen der QRS-Gruppe in gewissen Ableitungen gebildet wer-

Tabelle 2. Das EKG bei Hypertrophie der linken Kammer

	Volumenhypertrophie	Widerstandshypertrophie
Depolarisation Amplitudengröße	„Hochspannung" von QRS: hohes R in den linkspräkordialen Ableitungen und bei einer Horizontallage des Herzens auch in Abl. I und aVL; tiefes S in Abl. V2 und V3.	
Ventrikuläre Leitung (QRS-Dauer)	QRS-Dauer in I um 0,10 sec und darüber (Linksverspätungskurve bis Links-Schenkelblock)	QRS-Dauer normal: 0,09 sec
Ankunft des negativen Potentials (QR-Zeit, I. D.)	QR-Zeit in V5, V6 über 0,055 sec	QR-Zeit in V5 und V6 normal: bis 0,055 sec
Repolarisation	ST mit knickartigem Übergang zu konkordant positivem T in aVL, I, V5, V6. Erst in Spätstadien Negativierung von T wie bei Widerstandshypertrophie	Roller-coaster-Syndrom (nach oben konvexe ST-Senkung mit − + diphasischen T-Wellen) in in aVL, I, V5, V6. Bei Zunahme der Hypertrophie gegenläufige Drehung des QRS- und T-Vektors
Herzachsenlage (Richtung des Summationsvektors von QRS) Sagittalachse Längsachse Transversalachse	Gleichsinnige, aber geringere Drehungen um alle Achsen als bei Widerstandshypertrophie	a) Mäßige Linksabweichung von der Normallage (+ 30 bis + 60°), beim Hypertonus und im Alter: Linkstyp (+ 30 bis − 30°). b) Zuweilen Drehung gegen den Uhrzeigersinn (Transitionszone verkürzt und nach rechts verschoben). Verbreiterung der Zone großer R-Zacken nach rechts. c) Zuweilen q1, q2, q3

den, nicht immer verläßliche Hinweise auf eine Hypertrophie gewonnen werden können. Am besten hat sich uns noch der *Index von* Sokolow Sokolow-Index und Lyon bewährt, der aus den Brustwandableitungen bestimmt wird. Wegen seiner Einfachheit eignet sich seine Messung orientierend für die Allgemeinpraxis. Bei einer Eichzackenhöhe von 1 mV = 10 mm kann eine Linkshypertrophie vermutet werden, wenn die Summe der Amplituden von S in V1 (oder V2, wenn sie dort größer ist) und der Amplitude von R in V5 (oder V6, wenn sie dort größer ist) 35 mm (oder 3,5 mV) übersteigt.

Sokolow-Index bei Linkskammerhypertrophieverdacht:

$$S_{V1(2)} + R_{V5(6)} \text{ über } 3{,}5 \text{ mV.}$$

(Wie schon auf Seite 31 erwähnt, ist er bei Jugendlichen mit Vorbehalt anzuwenden!)

Sokolow-Index bei Rechtskammerhypertrophieverdacht:

$$R_{V1(2)} + S_{V5(6)} = \text{über } 1{,}05 \text{ mV.}$$

QRS-Dauer und QR-Zeit. Während die Amplitudenzunahme von QRS das wesentliche Kennzeichen jeder Art von Hypertrophie sein kann, betreffen die beiden anderen Veränderungen der Depolarisation (Verbreiterung von QRS und Verlängerung der QR-Zeit) primär nur jene Hypertrophieformen, bei denen gleichzeitig eine Dilatation auftritt (Volumenhypertrophie — exzentrische Hypertrophie).

Wie aus der schematischen Darstellung der Erregungsausbreitung (Abb. 53) hervorgeht, ist die R-Zacke bei einer Hypertrophie und Dilatation des Herzmuskels gegenüber dem Herzgesunden nicht nur erhöht, sondern auch verbreitert. Die reine Dilatation eines Herzabschnittes führt zwar auch zu einer Verzögerung der Erregungsleitung in diesem Bereich (Verbreiterung der QRS-Gruppe), jedoch zu einer Verminderung der registrierbaren Potentiale (Abnahme der Zackenamplitude). Dieses Bild einer reinen Dilatation kommt klinisch z. B. bei einem akuten Cor pulmonale zur Beobachtung.

8.2.2. Repolarisation (Tabelle 2 u. 3)

Repolarisation bei Widerstandshypertrophie

Die charakteristische Veränderung der Nachschwankung (Hypertrophienachschwankung nach Korth, ST-Verlagerung und T-Wellenentwick-

Tabelle 3. Das EKG bei Hypertrophie der rechten Kammer

	Volumenhypertrophie	Widerstandshypertrophie
Depolarisation Amplitudengröße	Zunehmend hohes R oder R' in V 1–2, aVF und III; tiefes S in V 5–6, aVL und I.	
Ventrikuläre Leitung (QRS-Dauer)	QRS-Dauer in III um 0,10 sec und darüber (Rechtsverspätungskurve bis Rechts-Schenkelblock)	QRS-Dauer normal: 0,09 sec
Ankunft des negativen Potentials (QR-Zeit)	QR-Zeit in V 1, V 2 über 0,03 sec	QR-Zeit in V 1, V 2 bis 0,03 sec
Repolarisation	ST mit knickartigem Übergang zu konkordant positivem T in III, aVF, V 1–V 3	Roller-coaster-Syndrom (nach oben konvexe ST-Senkung mit − + diphasischen T-Wellen). Typischer Befund in III, aVF, V 1–3, aber nur bei Annäherung an das Massenverhältnis rechter—linker Ventrikel 1 : 1
Herzachsenlage Sagittalachse Längsachse Transversalachse	Gleichsinnige, aber geringere Drehungen (um alle Achsen) als bei Widerstandshypertrophie	a) Steil-Rechtstyp (90–120°) b) Drehung im Uhrzeigersinn, Transitionszone verkürzt und nach links verschoben. Verbreiterung der Zone großer R-Zacken nach links. c) Herzspitze eher nach hinten, S1, S2, S3 (Sagittaltyp)

lung im Gegensinn (Abb. 55) zu den charakteristischen Zacken der QRS-Gruppe in den verschiedenen Ableitungen, „roller coaster-syndrom") wird isoliert, d. h. also ohne QRS-Veränderungen besonders bei Zuständen angetroffen, die eine große Druckleistung der Kammer erfordern und zu einer konzentrischen Hypertrophie führen. Ob dabei der starke Innendruck oder eine relative Koronarinsuffizienz ursächlich sind, ist umstritten.

Bei der Verlaufsbeobachtung einer Widerstandshypertrophie flacht sich die T-Zacke in den Ableitungen mit einer großen R-Zacke ab und wird schließlich negativ. Gleichzeitig kommt es zu der nach oben konvex geformten ST-Senkung. Es scheint, daß das Ausmaß der Hypertrophie und der Grad der Diskordanz der R-Zacke und der T-Welle einander entsprechen. Aber aus einer vergleichenden morphologisch-elektrokardiographischen Untersuchung von 96 Erwachsenen mit Aortenstenose oder Linkskammerhypertrophie ohne Myokardinfarkt geht hervor, daß ein „überdrehter Linkstyp" (Winkel alpha weniger als −30°) mit einem hohen Befall von Myokardfibrose verbunden war. Obwohl die eigentliche Schädigung, die für die ausgeprägte Linksachsenabweichung verantwortlich zu machen wäre, noch nicht mit Sicherheit bekannt ist, so scheint es doch die Linkshypertrophie an sich nicht zu sein. Die Myokardfibrose muß als ein entscheidender Faktor gelten. Schwere Aortenklappenstenosen sind pathologisch-anatomisch durch erhebliche Myokardfibrose genau so charakterisiert wie durch Linkskammerhypertrophie.

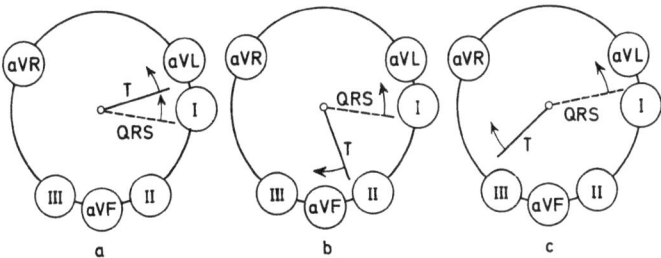

Abb. 55a–c. Schematische Beispiele zum Verhalten des T-Vektors (———) zum Kammervektor (– – –). Normalerweise liegt der T-Vektor links vom QRS-Vektor. a) Noch normaler Linkslagetyp. Bei dieser reinen Lageanomalie wandern beide Vektoren gleichsinnig nach links. b) Mäßige Linkshypertrophie. Der T-Vektor verschiebt sich nach rechts und kommt rechts vom QRS-Vektor zu liegen. c) Erhebliche Linkshypertrophie. Die gegensinnige Verschiebung beider Vektoren nimmt zu, daher diskordantes Verhalten der Haupt- und Nachschwankung im EKG

Bezüglich der Doppelgänger der negativen T-Zacke eines Hypertrophie-EKG wird auf den einschlägigen Abschnitt „Endteilveränderungen" in diesem Buch verwiesen (S. 94).

„Auffallend ist, daß die diphasische Deformierung bei exzentrischer Linksventrikelhypertrophie mit großer Volumleistung wie bei unkomplizierten Aorteninsuffizienzen und Ductus Botalli bedeutend weniger häufig ist und oft durch ausgesprochen hohe positive T-Wellen in der linken Axillargegend ersetzt ist. Die Elektrophysiologie dieses verschiedenen Verhaltens ist noch nicht abgeklärt". *Repolarisation bei Volumenhypertrophie*

vektors etwa +60°, Doppelgipfel am deutlichsten in Ableitung II, positive Phase von P in V1 deutlicher ausgeprägt als die negative Phase.)
2. Rechtsablenkung des QRS-Vektors noch stärker ausgeprägt als in a (Winkel alpha mehr als 120°).
3. Amplitude von R in Ableitung III höher als im Beispiel a.
4. Kammerhypertrophiezeichen in den Brustwandableitungen (hohes breites R in V1, S in V5, abnorme Nachschwankung in V1, wie bei konzentrischer Hypertrophie).
5. Bei der reinen Mitralstenose sind in den linksventrikulären Ableitungen keine Veränderungen der Nachschwankung im Sinne einer Myokardbeeinträchtigung oder Durchblutungsstörung zu erwarten. Sie fehlen auch im Beispiel a und b. (Wenn solche auftreten, muß entweder an eine gleichzeitige Mitralinsuffizienz oder an eine Myokardfibrose gedacht werden.) Zur Beurteilung des Schweregrades einer Mitralstenose eignen sich die aus Tabelle 4 ersichtlichen subjektiven und objektiven Parameter.

Tabelle 4. Synopsis zwischen klinischem und elektrokardiographischem Befund der Mitralstenose

Schweregrad	Beschwerden	PCP-Mittel. mm Hg	Art. pulm. P_s mm Hg	EKG	MÖZ msec	Öffnungsfläche cm²
I	keine	< 12	< 30	SR, event. P mitrale	> 90	< 4
II	bei stärkeren Belast.	12–20	30–50	SR, P mitrale	70–90	> 1,5
III	bei leichteren Belastungen	21–30	51–80	VH-Flimmern, leichte RV-Hypertrophie	60–70	1,5–0,5
IV	in Ruhe	> 30	> 80	VH-Flimmern, deutlicher RV-Hypertrophie	< 60	< 0,5

Zeichenerklärung zu Tab. 4: PCP: pulmonaler Kapillardruck; P_s: systolischer Pulmonalisdruck; MÖZ: Mitralöffnungszeit; SR: Sinusrhythmus; VH: Vorhof; RV: Rechter Ventrikel

9. Das Herzinfarkt-EKG

Hypothesen zu Nekrose, Läsion, Ischämie
EKG bei Nekrose (Infarkt-Q)
EKG bei Läsion (Außenschichtalteration — ST-Hebung)
EKG bei Ischämie (terminal negatives T)
EKG bei chronischer, allgemeiner Hypoxie (Innenschichtalteration, ST-Senkung)
EKG bei akuter Hypoxie (breit positives „Erstickungs"-T)
Topographie des Infarkts
Entwicklung und Stadieneinteilung des Infarkts
Differentialdiagnose des Infarkts
Infarkt und Schenkelblock

9.1. Hypothesen zu Nekrose, Läsion, Ischämie

Bei einem Herzinfarkt kommt es typischerweise zu EKG-Veränderungen
 1. im Bereich des Kammerkomplexes: Nekrose-Q oder QS,
 2. im Bereich der ST-Strecke: ST-Hebung durch Außenschichtalteration und
 3. im Bereich der T-Welle: symmetrische terminale Negativität.
Im folgenden soll nun versucht werden, diese Veränderungen nach dem einheitlichen Prinzip der vektoriellen Betrachtungsweise verständlich zu machen. Es mag dahingestellt bleiben, inwieweit diese Hypothesen zutreffen.

9.1.1. EKG bei Nekrose (Infarkt-Q)

Unter normalen Bedingungen werden die Initialvektoren der Kammerdepolarisation innerhalb der ersten 0,04 sec durch elektromotorische Kräfte in den subendokardialen Schichten des Septums und der freien linken Ventrikelwand verursacht. Sie wenden sich alle vom Kammerinneren ab. Die Resultante dieser initialen Teilvektoren ist, wie die Abb. 57 zeigt, mehr oder weniger parallel zum Summationsvektor der gesamten Kammererregung nach links unten und rückwärts gerichtet.
  Wenn nekrotisches Gewebe nach der Entwicklung eines Infarkts verhindert, daß in diesem Bereich während der ersten 0,04 sec der QRS-Dauer elektrische Kräfte produziert werden, dann bleiben nur die Vektoren der gesunden Kammerteile übrig. Ihr Summationsvektor wird da-

durch vom infarzierten Bereich weg gerichtet sein. Je nach der Projektion dieses Initialvektors auf die Frontalebene (Extremitätenableitungen) oder auf die Horizontalebene (Brustwandableitungen) wird es dort zu tiefen und breiten Q-Zacken kommen. Bei transmuralen Vorderwandinfarkten kann man dann völlig negative, d. h. QS-Komplexe in jenen Brustwandableitungen finden, die unmittelbar über dem Infarkt liegen.

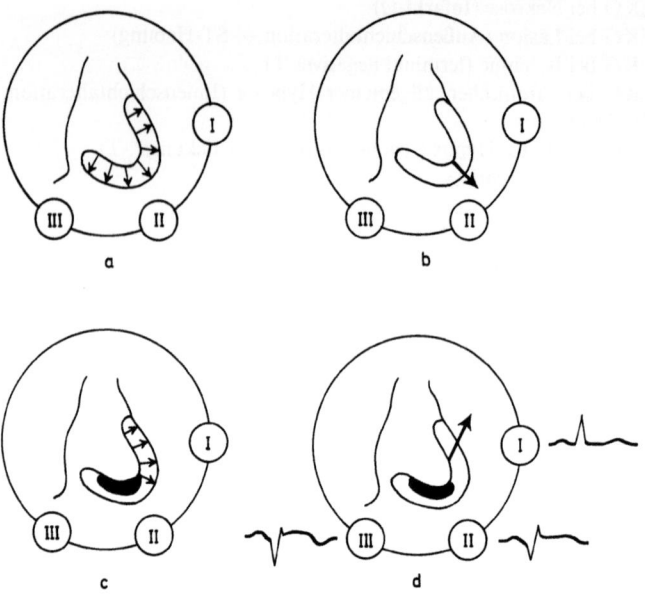

Abb. 57a–d. Initialvektoren bei normaler Erregungsausbreitung (a, b) und bei Hinterwandinfarkt (c, d)

9.1.2. EKG bei Läsion (Außenschichtalteration-ST-Hebung)

Bei Koronarverschluß kommt es in der unmittelbaren Umgebung des Nekrosebereichs vorwiegend subepikardial zu schweren Stoffwechselstörungen mit reaktiven Entzündungserscheinungen, die man elektrophysiologisch als „Läsionszone" bezeichnet hat. Wenn dort eine Störung der Erregbarkeit (z. B. bei Pericarditis epistenocardica) auftritt, dann sind die Außenschichten am Ende der Depolarisation (am Ende des Kammerkomplexes) weniger „gut" depolarisiert, d. h. weniger stark elektronegativ, als die inneren Schichten des Myokards. Dadurch entsteht eine Potentialdifferenz nach Abschluß der Depolarisation, d. h. ein Vektor zur Zeit der ST-Strecke (während welcher ja normalerweise keine Potentialdifferenzen vorhanden sein sollten), der von innen nach außen, zu den relativ elektropositiven bzw. weniger stark negativen Bezirken gerichtet ist (Abb. 58). Wir haben deshalb eine positive Abweichung, d. h. eine Hebung der ST-Strecke in allen Ableitungen zu erwarten, auf welche dieser Vektor gerichtet ist. Die stärkste ST-Hebung wird in jenen Ableitungen zu erwarten sein, welche den kleinsten Winkel mit dem abnormen Summationsvektor bilden. (Im Beispiel der Abb. 58 in der Frontalebene die Ableitung II, in der Horizontalebene die Ableitung V4.)

Zusammenfassend läßt sich sagen, daß der ST-Vektor bei transmuraler oder subepikardialer (Außenschicht-)Alteration zur Läsionszone hin gerichtet ist.

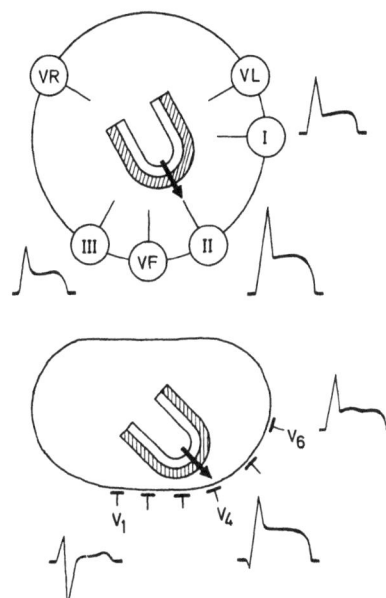

Abb. 58. ST-Vektor bei Außenschichtalteration

9.1.3. EKG bei lokaler Ischämie (terminal negatives T)

Der Hauptvektor von T ist vom Ort des Infarktes weg gerichtet und mehr oder weniger parallel zum Initial-(0,04 sec)Vektor.

Wie kann man eine terminal negative T-Welle bei einer Ischämie vektoriell deuten? Hierfür bieten sich mehrere Hypothesen und Überlegungen an: Die Außenschichten sind noch elektronegativ, während die Innenschichten bereits wieder völlig repolarisiert und elektropositiv sind. Es wird also in der Phase der Repolarisation ein Vektor von außen nach innen gerichtet sein, da ja die Vektorpfeilspitze immer zu den elektropositiveren Bezirken hinweist.

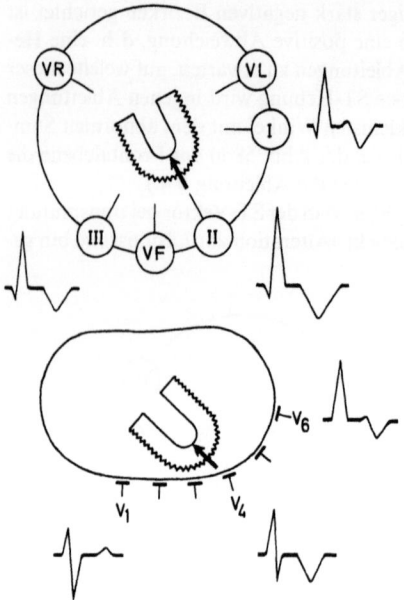

Abb. 59. T-Vektor bei Ischämie

Bei einer Koronarinsuffizienz sind die inneren Schichten des Herzmuskels wahrscheinlich weniger stark erregbar (depolarisierbar) und weisen daher am Ende der Depolarisation eine geringere elektrische Negativität auf. Die Repolarisation in diesen subendokardial gelegenen Muskelschichten kann daher schon früher abgeschlossen sein, als in den Außenschichten.

Außer einer Verzögerung der Repolarisation in den äußeren Schichten kann aber theoretisch auch eine Beschleunigung der Repolarisation in den inneren Schichten zu demselben Ergebnis, nämlich zu einem von außen nach innen gerichteten T-Vektor (Abb. 59) führen. Dadurch könnten wir uns auch klinisch nicht ungünstig scheinende T-Negativierungen, etwa durch nervale Einflüsse und Stoffwechseländerungen, z. B. während einer Digitalisimprägnation, vektoriell erklären.

9.1.4. Das EKG bei akuter Hypoxie („Erstickungs-T")

Zu Beginn eines Herzinfarktes oder einer schweren akuten Koronarinsuffizienz beobachtet man zuweilen ganz flüchtig ein hoch positives, verbreitertes T in den links-ventrikulären Ableitungen (Abb. 60). Wie ist dieser Befund vektoriell verständlich zu machen? Wenn wir die zur Erklärung der lokalen Ischämie verwendete Hypothese heranziehen, so können wir sagen, daß der nach außen gerichtete Vektor des positiven Erstickungs-T dadurch zustande kommt, daß im Beginn einer schweren allgemeinen Koronarinsuffizienz durch die Hypoxie in den schlechter versorgten subendokardialen Bezirken des Herzens („letzte Wiese") die Innenschichten langsamer repolarisiert werden, als die äußeren Schichten. Infolgedessen sind die äußeren Schichten schon wieder elektropositiv, d. h. repolarisiert, wenn dieser Prozeß in den Innenschichten noch nicht abgeschlossen ist. Dadurch ist bei einer akuten Hypoxie eines beginnenden Koronarverschlusses der Vektor der Repolarisation nach außen gerichtet. Eine epikardnahe Elektrode verzeichnet ein positives T, weil die positive Vektorpfeilspitze auf sie zuläuft. Wenn aber in der Folge einer Infarktentwicklung auch die Außenschichten schlecht durchblutet werden, wird dort die Repolarisation noch mehr verzögert als in den subendokardialen Bezirken. Dann wird das positive Erstickungs-T in das typische Ischämie-T mit seiner terminalen Negativität übergehen, wie wir es in den späteren Stadien einer akuten Koronarinsuffizienz und eines Infarktes zu finden gewohnt sind.

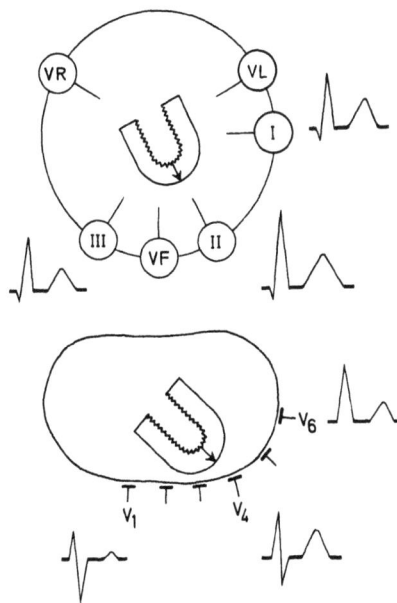

Abb. 60. Erstickungs-T

9.1.5. EKG bei chronischer Koronarinsuffizienz (Innenschichtalteration)

Im Zusammenhang mit dem Erstickungs-T wurde das Stichwort „letzte Wiese" verwendet. Was ist mit diesem Ausdruck, den wir auch zur hypothetischen Erklärung der EKG-Veränderungen bei der Innenschichtalteration verwenden können, gemeint?

Da die Innenschichten des Myokards im Endstromgebiet der Herzkranzgefäße liegen, macht sich in ihnen eine allgemeine Mangeldurchblutung des Herzens meist zuerst bemerkbar, so wie auf der sogenannten letzten Wiese einer Bewässerungsanlage jede unzureichende Wasserversorgung sich am frühesten und stärksten auswirkt. Eine allgemein beeinträchtigte Blutversorgung (chronische Koronarinsuffizienz) führt daher zuerst in den subendokardial gelegenen Muskelzellen zu Stoffwechselstörungen, welche auch Änderungen der elektrischen Erregungsabläufe bedingen.

Wie kann man sich die ST-Senkung bei einer Innenschichtalteration erklären?

Die Abb. 61 zeigt einen Vektor, wie er bei Koronarinsuffizienz während der ST-Strecke nach Abschluß der Depolarisation, also in einer Zeitphase, in der normalerweise keine Potentialdifferenzen innerhalb des völlig erregten (elektronegativen) Herzmuskels bestehen sollen, vorkommen kann. Man stellt sich vor, daß die subendokardial gelegenen (in der Abb. schraffiert gezeichneten) Schichten weniger aktivierbar, d. h. weniger elektrisch erregbar, und daher gegenüber den Außenschichten relativ elektropositiv bleiben. Daher wird in der Zeitphase zwischen dem Abschluß der Depolarisation (Kammerkomplex) und dem Beginn

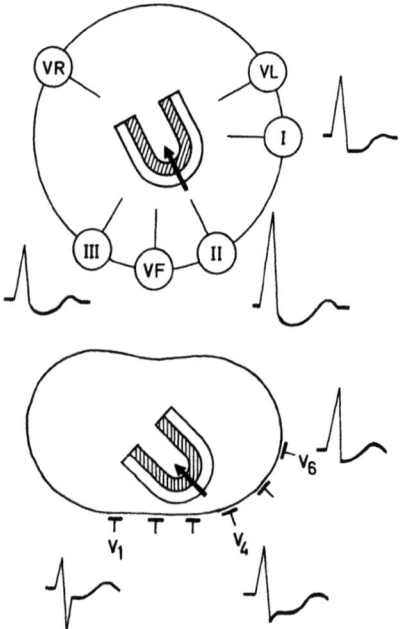

Abb. 61. ST-Vektor bei Innenschichtalteration

der Repolarisation (T-Welle) die ST-Strecke gesenkt sein, denn in dieser Zeitphase ist infolge der Potentialdifferenz zwischen den voll erregbaren, d. h. elektronegativen Außenschichten und den weniger erregbaren, d. h. elektropositiven Innenschichten der ST-Vektor von außen nach innen gerichtet. Die Projektion dieses Vektors wird in den frontalen Ableitungen und auch in den links-präkordialen Ableitungen in der Horizontalebene, die ja alle diesem Vektor „nachsehen", eine Negativität, d. h. eine Senkung der ST-Strecke unter die 0-Linie, bewirken.

9.2. Zur Topographie des Herzinfarktes

Da der Verschluß größerer oder kleinerer Strombahnen im Kranzgefäßbereich als auslösende Ursache des Herzinfarktes anzusehen ist, wird sich die Topographie der Infarkte auf diejenigen Gebiete beschränken, die durch solche Verschlüsse in eine mehr oder weniger akute Durchblutungsnot geraten sind (Abb. 62). Je nach Vorhandensein von kollateralen Gefäßen wird der Ausfall an Muskelgewebe verschieden groß sein.

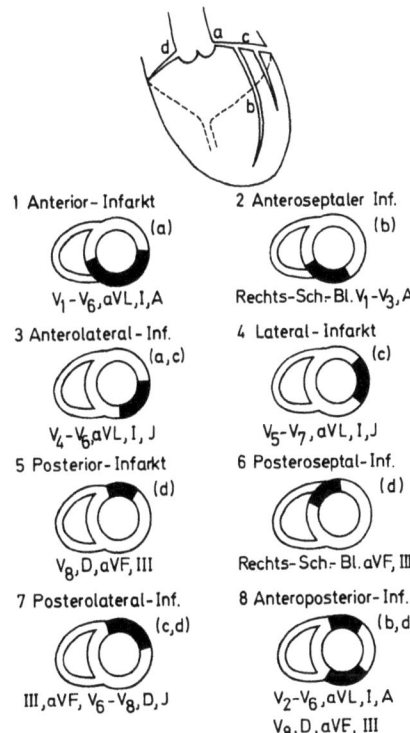

Abb. 62. Sitz des Koronarverschlusses und des Infarktbereiches

Zur topographischen Beurteilung eines Infarkts, die wiederum für die Beurteilung der *Ausdehnung* und damit der Prognose des Infarkts erforderlich ist, müssen wir die Topographie der Kranzgefäße kennen (Abb. 63 u. 64).

Anatomie der Koronargefäße

Die linke und rechte Koronararterie entspringen aus dem Valsavaschen Aortensinus. Die linke Krankarterie verläuft in der Furche zwischen linkem Vorhof und linker Kammer etwa 1 cm ungeteilt und gibt dann in den vorderen Sulcus interventricularis den Ramus descendens anterior ab.

Dieser versorgt mit seinen Ästen die Vorderwand der linken Kammer, einen Teil der rechten Kammer, die vorderen zwei Drittel des Septums einschließlich des rechten Tawara-Schenkels und des anterioren Faszikels des linken Tawara-Schenkels.

Der zweite Ast der linken Kranzarterie verläuft als Ramus circumflexus im Sulcus atrioventricularis und versorgt die Seitenwand des linken Herzens und das laterale Drittel der Hinterwand.

Der Verschluß des Ramus descendens anterior führt zum ausgedehnten Vorderwandinfarkt, der Verschluß seines rechten Astes zum Anteroseptalinfarkt, derjenige seines linken Astes zum anterolateralen Infarkt, der periphere Verschluß seines Hauptastes zum Spitzeninfarkt. Vorderwandinfarkte gehen oft mit bifaszikulären Blockbildern einher.

Der Verschluß des Ramus circumflexus führt zum hinteren lateralen Infarkt (in 10% auch zum ausgedehnten Hinterwandinfarkt).

Die rechte Kranzarterie zieht in der Furche zwischen rechtem Vorhof und rechter Kammer zum hinteren Sulcus interventricularis. Sie ver-

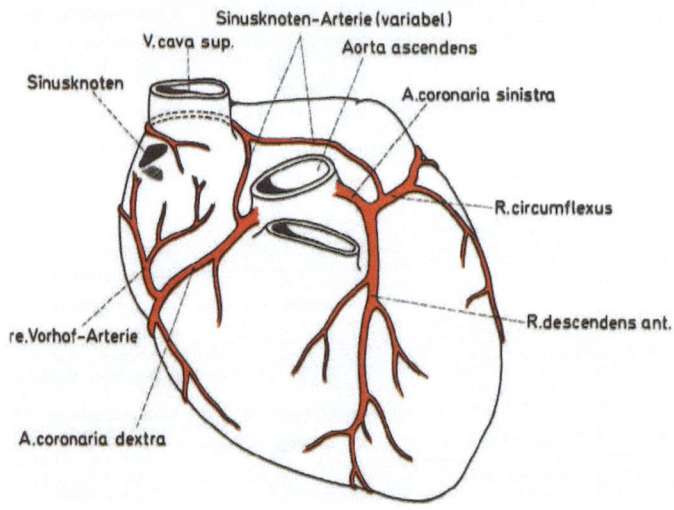

Abb. 63. Topographie der Herzkranzgefäße, Vorderansicht

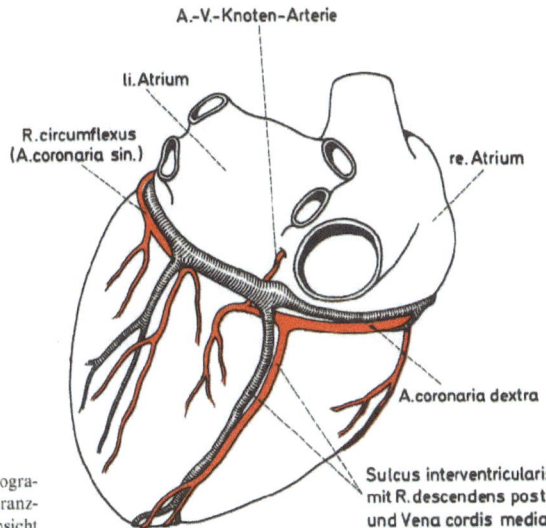

Abb. 64. Topographie der Herzkranzgefäße, Hinteransicht

sorgt mit ihrem Ramus marginalis die rechte Seitenwand des Herzens, mit ihrem Ramus descendens posterior beide Kammern diaphragmal (Hinter- und Unterwand des Herzens).

Ferner versorgt sie den Sinusknoten, den Aschoff-Tawara-Knoten, das ganze Hissche Bündel und den posterioren Faszikel des linken Tawara-Schenkels.

Der Verschluß der rechten Kranzarterie führt zum Hinterwandinfarkt. Wenn nur kleinere Endäste des Gefäßes verschlossen sind, so kann man auch noch einen posterobasalen Infarkt unterscheiden. In 10% wird die Hinterwand des Herzens überwiegend von der linken Kranzarterie versorgt, so daß auch einmal ein Verschluß ihres Ramus posterior zum Hinterwandinfarkt führen kann.

9.2.1. Der ausgedehnte Vorderwandinfarkt (Anterior-Infarkt, Abb. 62/1)

Er stellt eine Kombination aus einem anteroseptalen und einem anterolateralen Infarkt dar und entsteht durch Verschluß des Ramus descendens anterior der linken Kranzarterie, einschließlich seiner sämtlichen Verzweigungen. Betroffen sind vor allem die Vorderwand des linken Herzens und die vorderen zwei Drittel des Septums, weshalb Erregungsleitungsstörungen bei diesem Infarkt nicht selten sind.

Direkte Infarktzeichen (Nekrose-Q, Verletzungs-ST-Hebungen und Ischämie-T) finden wir daher in fast allen Brustwandableitungen (V 2 bis V 6), sowie in den links lateral liegenden Extremitätenableitungen I (II) und aVL. Diesen Ableitungen liegt das infarzierte Muskelgebiet nahe. Die gegenüberliegenden Ableitungen, in diesem Fall die unter dem Zwerchfell liegenden Ableitungen III und aVF, sehen nur die indirekten Infarktzeichen und werden also die Spiegelbilder der direkten Ableitungen zeigen (ST-Senkungen und positive T-Zacken). Siehe Abb. 65.

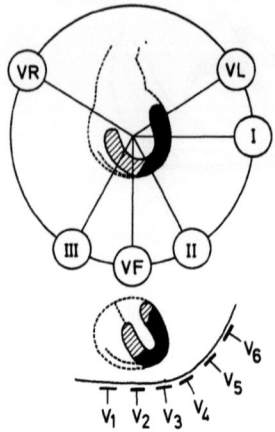

Abb. 65. Projektionsschema zur Topographie des Vorderwand-Infarktes

9.2.2. Der anteroseptale Infarkt (vorderer Septuminfarkt, Abb. 62/2)

Er entsteht durch Verschluß des rechten Seitenastes des Ramus descendens anterior der linken Kranzarterie. Wir werden daher nur in den Ableitungen V1, V2 und V3 direkte Infarktzeichen finden, während indirekte Infarktzeichen gewöhnlich nicht in anderen Ableitungen auftreten. Leitungsstörungen kommen durch den Septumbefall auch hier vor.

9.2.3. Der anterolaterale Infarkt (vorderer Lateralinfarkt bzw. vorderer Seitenwandinfarkt, Abb. 62/3)

Er entsteht durch einen Verschluß des linken Seitenastes des Ramus descendens anterior der linken Kranzarterie. Direkte Infarktzeichen findet man in den naheliegenden Ableitungen I (II), aVL, sowie (V4), V5 und V6. Kleinere Infarkte verursachen unter Umständen nur in V5 und V6 direkte Infarktzeichen. Indirekte Infarktzeichen findet man eventuell in V1 und V2.

9.2.4. Lateral-Infarkt (Abb. 62/4)

Er liegt mehr seitlich als Anterolateral-Infarkt und betrifft aVL, I, J, V5–V7.

9.2.5. Der Hinterwandinfarkt (Posterior-Infarkt, Abb. 62/5)

Er entsteht in 90% durch einen Verschluß des Ramus descendens posterior der rechten Kranzarterie. Direkte Infarktzeichen zeigen die Ableitungen (II), III und aVF, die „unter dem Zwerchfell" dem Infarktgeschehen nahe sind. Zusätzliche Zeichen können in der Nehb-Ableitung D, die am Rücken hinter dem Herzen vorbeizieht, sowie in V7 und V8 gefunden werden. Indirekte Zeichen findet man in den Brustwandableitungen gewöhnlich nicht. Sie können aber in V1 bis V6, öfter in V4 bis V5 angedeutet sein. In den Extremitätenableitungen I und aVL findet man sie häufiger.

9.2.6. Der hintere Septuminfarkt (Abb. 62/6)

In seltenen Fällen können auch nur kleine Anteile des hinteren Septums infarziert sein, die dann aber nur in den Oesophagus- und Frank-Ableitungen erfaßbar sind.

9.2.7. Der posterolaterale Infarkt (hinterer Lateralinfarkt, Abb. 62/7)

Er verursacht ebenfalls direkte Zeichen in Ableitung III und aVF, aber zusätzlich noch in V6 bis V8 und Nehb D. Indirekte Zeichen kann man in V1, V2 und V3 finden.

9.2.8. Multiple Infarkte (z. B. Anterior-Posterior-Infarkt, Abb. 62/8)

Ein zweiter Infarkt kann den ersten verstärken oder stumm bleiben. Ein massiver Hinterwandinfarkt könnte durch seine indirekten Zeichen theoretisch einen Vorderwandinfarkt „verschlucken", doch gelingt ihm das normalerweise nicht, da die Brustwandableitungen so nahe am Vorderwandinfarkt liegen, daß sie eher seine direkten Zeichen als die indirekten Hinterwandinfarktzeichen registrieren. Daher gehören auch ST-Senkungen in den Brustwandableitungen eher zu einem ihnen naheliegenden Innenschichtinfarkt als zum Spiegelbild eines Hinterwandinfarktes.

9.2.9. Der apikale Infarkt (Spitzeninfarkt)

Er entsteht durch Verschluß des peripheren Anteils des Ramus descendens anterior der linken Kranzarterie und erzeugt direkte Infarktzeichen oft nur in der Ableitung V4. Zusätzlich findet man die Zeichen der Niedervoltage in den Extremitätenableitungen. Indirekte Infarktzeichen (Spiegelbild) fehlen.

9.2.10. Der posteroinferiore Infarkt (unterer Hinterwandinfarkt)

Er zeigt neben den klassischen Hinterwandinfarktzeichen in (II), III und aVF auch manchmal Infarktveränderungen in V1 und VE (Tastelektrode am Processus ensiformis).

9.2.11. Die hohen Infarkte

Sie erzeugen direkte Infarktzeichen nur in den höher liegenden Brustwandableitungen und liegen meist lateral. Ihre Ausdehnung ist für gewöhnlich gering. Dem vorderen Lateralinfarkt entsprechend kann man bei einem hohen vorderen Lateralinfarkt dann direkte Infarktzeichen im 2., 3. oder 4. ICR in V4, V5 und V6 finden, bei einem hohen hinteren Lateralinfarkt in V6, V7 und V8.

9.2.12. Der Innenschichtinfarkt (subendokardialer Infarkt)

Als direkte Infarktzeichen erscheinen in allen Brustwandableitungen ST-Senkungen, bei lateraler Ausdehnung auch noch in I und aVL. Die T-Zacken können dabei positiv sein (Endteilveränderungen gegen die Regel). Der Kammerkomplex selbst, d. h. das Myokard in größerer Ausdehnung, ist elektrokardiographisch nicht beteiligt. Dieser Infarkt ist nur bei dazu passendem klinischen Bild zu diagnostizieren.

9.3. Entwicklung und Stadieneinteilung des Infarktes

Die elektrokardiographische „Entwicklung" eines Infarktes ist in Abb. 66 mnemotechnisch anschaulich gemacht.

Am häufigsten wird der Arzt, der zu einem Patienten mit frischem Herzinfarkt gerufen wird, elektrokardiographisch das Stadium der „Läsion" (der Außenschichtalteration, der monophasischen Deformierung) erfassen können, also das Beispiel c der Abb. 66. In diesem Stadium sind Nekrosezeichen (Infarkt-Q) oft noch nicht eindeutig zu beurteilen oder von einem lagebedingten Q zu unterscheiden.

Aber auch die ST-Hebungen können zu diesem Zeitpunkt noch so diskret sein, daß sie der Anfänger übersieht. Jungärzte im Nachtdienst verkennen manchen beginnenden Hinterwandinfarkt, weil die Nullinie beim EKG-Schreiben unter ungünstigen äußeren Bedingungen auf und ab wandert und die Hebung von ST in Ableitung III maskiert.

Zwischen dem normalen EKG-Beispiel a und dem Stadium c liegen verschiedene flüchtige Veränderungen, z.B. ein Stadium mit hohem,

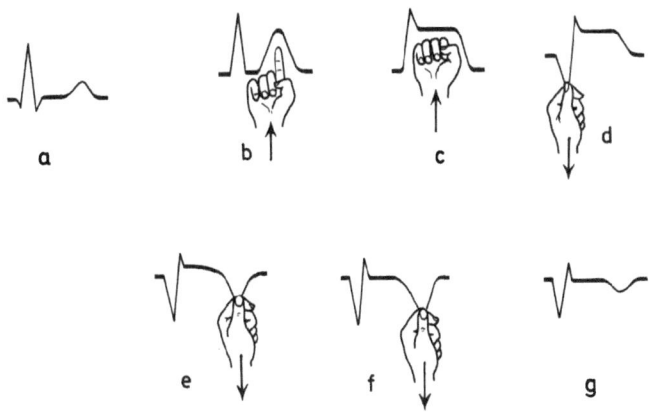

Abb. 66a–g. Merkschema zur Entwicklung und Stadieneinteilung des Infarktes

positivem und breitem „Erstickungs"-T (Beispiel b), das oft nur Minuten andauert oder ein Stadium des Prä-Infarkts mit wechselndem symmetrisch negativem T in wenigen Ableitungen.

Erst später — zuweilen erst nach Tagen — tritt das typische Bild des Beispiels d aus Abb. 66 auf.

Durch Wochen hindurch hält sich das Stadium vom Beispiel d aus Abb. 66 mit Q, ST-Hebung und negativer T-Welle, wobei die ST-Strecke allmählich wieder zur Nullinie zurückkehrt (Beispiel f). Später können sich sowohl die Q-Zacke als auch das Ischämie-T allmählich zurückbilden, ja sogar ganz verschwinden.

In etwa 50% aller pathologisch-anatomisch nachgewiesenen Infarktnarben ist das EKG „stumm" geworden und erlaubt keine Infarktdiagnose mehr.

Das Herz eines mit typischen klinischen und elektrokardiographischen Infarktsymptomen verstorbenen Patienten braucht durchaus nicht immer sichtbare Veränderungen aufzuweisen. Trotzdem muß man auf der Diagnose beharren, denn infolge des sehr raschen zeitlichen Verlaufs des Krankheitsbildes hatte der betroffene Muskelbezirk gewissermaßen „keine Zeit", morphologisch zu reagieren. Auf der anderen Seite sehen wir Bilder eines elektrokardiographisch noch nicht alten Infarktes mit ST-Hebungen über dem Infarktbezirk, welche nicht einer frischen Läsion, sondern einem seit Jahren bestehenden Herzwandaneurysma entsprechen.

1. Eine sichere Infarktdiagnose aus dem Elektrokardiogramm ist nur bei typischen Änderungen in der Anfangsschwankung (Kammerkomplex) *und* der Endschwankung möglich. *Faustregeln zur Infarktdiagnostik*

2. Stimmen EKG-Befund und klinisches Bild nicht überein, dann ist das klinische Bild vorerst ausschlaggebend. Die elektrokardiographischen

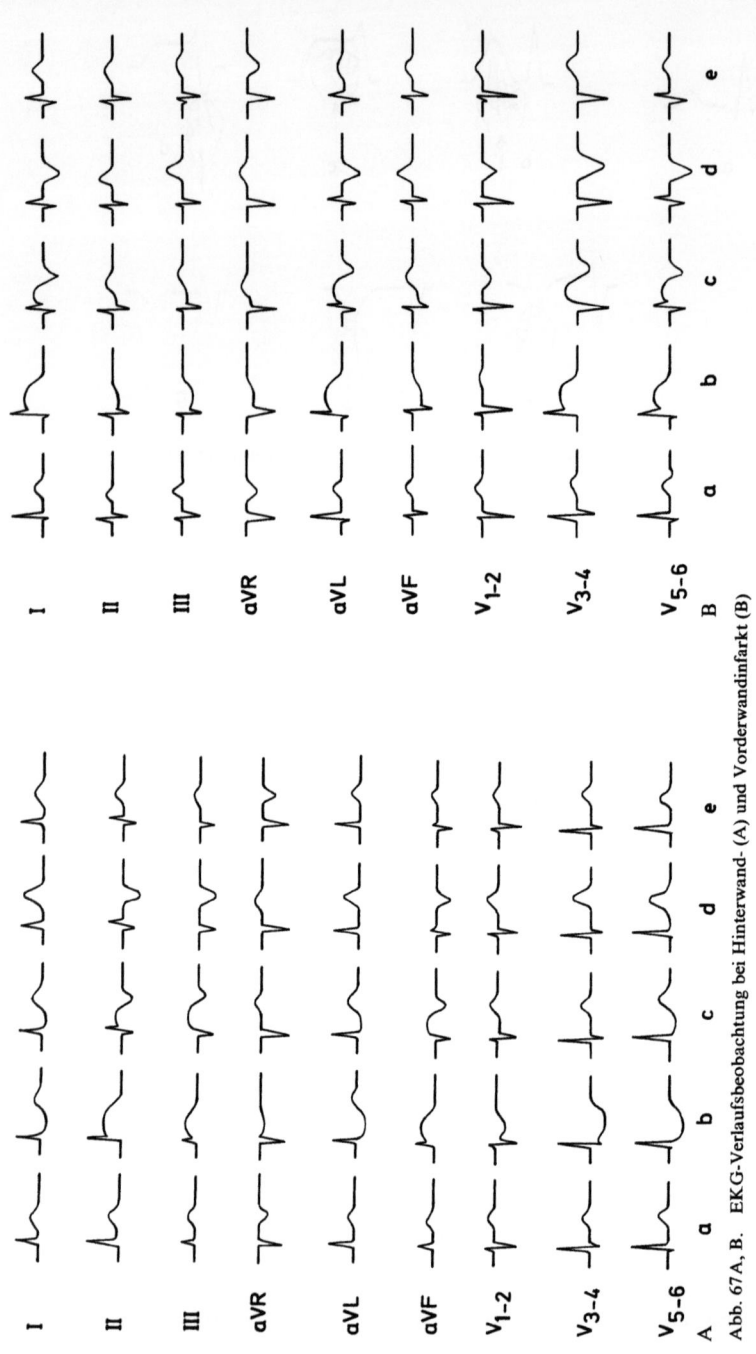

Abb. 67A, B. EKG-Verlaufsbeobachtung bei Hinterwand- (A) und Vorderwandinfarkt (B)

Veränderungen bei einem schweren stenokardischen Anfall, der infarktverdächtig ist, setzen oft verzögert ein.

3. Einem bestimmten EKG-Infarktstadium ist zeitlich und morphologisch *kein* definitives pathologisch-anatomisches Substrat zuzuordnen. Es muß daher betont werden, daß die Stadieneinteilung (Ischämie, Läsion, Nekrose, akut, subakut usw.) nur eine elektrokardiographische Einteilung ist, die nicht dem klinischen Verlauf entsprechen muß (Abb. 67 A u. B).

9.4. Differentialdiagnose des Herzinfarkt-EKG

Sollen „Fallgruben", „Doppelgänger" und „Maskierungen" von Infarktstromkurven schon in einer „kurzgefaßten Einführung" abgehandelt werden? Infarkt-Fehldiagnosen haben für den Patienten besonders schwerwiegende psychologische und soziologische Konsequenzen — es ist ja nicht gleichgültig, ob man z.B. einen klinisch Herzgesunden mit WPW-Syndrom jahrelang wegen eines vermeintlichen Hinterwandinfarkts mit Antikoagulantien behandelt. Um iatrogene EKG-Schäden zu vermeiden, soll deshalb auch der Anfänger in der Elektrokardiographie frühzeitig auf diese Problematik hingewiesen werden. Übrigens erleichtert uns die vektorielle Betrachtungsweise gerade die Differentialdiagnose des Infarkts erheblich.

Differentialdiagnose infarktverdächtiger QRS-Veränderungen
Differentialdiagnose zwischen *Hinterwandinfarkt* (Abb. 68 a–d) und Lage-Q_3
Cor pulmonale acutum
WPW-Syndrom
Überdrehter Linkstyp
Differentialdiagnose zwischen *Vorderwandinfarkt* (Abb. 69 a–c) und Linkshypertrophie bzw. Linksschenkelblock
Cor pulmonale chronicum
Verpolung (Vertauschung der Armkabel)

Differentialdiagnose infarktverdächtiger ST-Hebungen
Frische Perikarditis
Spiegelbild von ST-Senkungen
Konstitutionell („Vagotonie")

Differentialdiagnose des infarktverdächtigen (terminal-negativen) T
Außenschichtalteration durch Perikarditis
Umschriebene „Infarkt"-Myokarditis
Flüchtige Ischämie-Reaktion
Zerebraler Insult
Vegetative Einflüsse

9.4.1. Differentialdiagnose infarktverdächtiger QRS-Veränderungen

9.4.1.1. Differentialdiagnose des Hinterwandinfarktes

a) Differentialdiagnose zwischen Hinterwandinfarkt und Lage-Q3. Ein Q3 wird bei Zwerchfellhochstand, z.B. durch Horizontallage des Herzens bei Adipositas, Gravidität usw. beobachtet. Bei solchen Patienten ändert sich die Tiefe der Q-Zacke in Ableitung III deutlich im tiefen Inspirium, weshalb es sich in solchen Fällen lohnt, die Ableitung III auch bei tiefer Einatmung und angehaltenem Atem zu kontrollieren. Das Q III bei einem Hinterwandinfarkt kann sich zwar im Inspirium

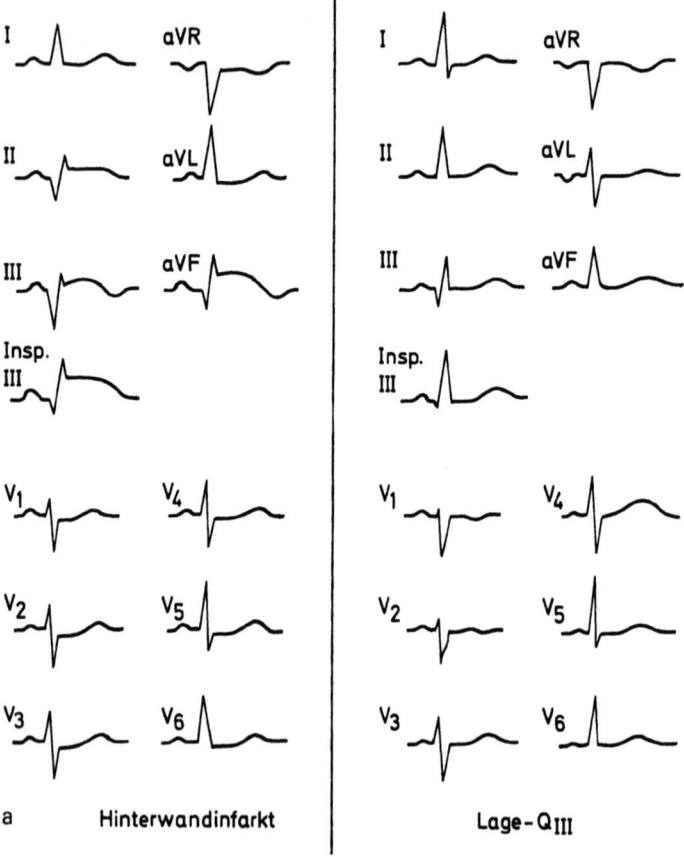

a   Hinterwandinfarkt   Lage-Q$_{III}$

Abb. 68a–d. Differentialdiagnose des Hinterwandinfarktes

auch etwas verkleinern, aber es verschwindet nie völlig. Bei einem auf einen Hinterwandinfarkt verdächtigen Q in Ableitung III müssen unbedingt ergänzend noch die Ableitungen aVF, evtl. D im Nehbschen Dreieck und die dorsalen Brustwandableitungen (V 7 und V 8) herangezogen werden. In einer dieser letztgenannten Ableitungen ist beim Hinterwandinfarkt ein plumpes über 0,04 sec breites und mehr als 25% der R-Zacken-Amplitude tiefes Q zu erwarten. Aber die Grenzen sind hier fließend und man darf eine Hinterwandinfarktdiagnose auch bei relativ kleiner Amplitude von Q III stellen, wenn die plumpe Q-Zacke mit typischen Veränderungen der Nachschwankung, die für einen Infarkt sprechen, kombiniert auftritt. Ein zusätzliches Argument für einen Hinterwandinfarkt ist ein Stromkurvenbild in Ableitung II,

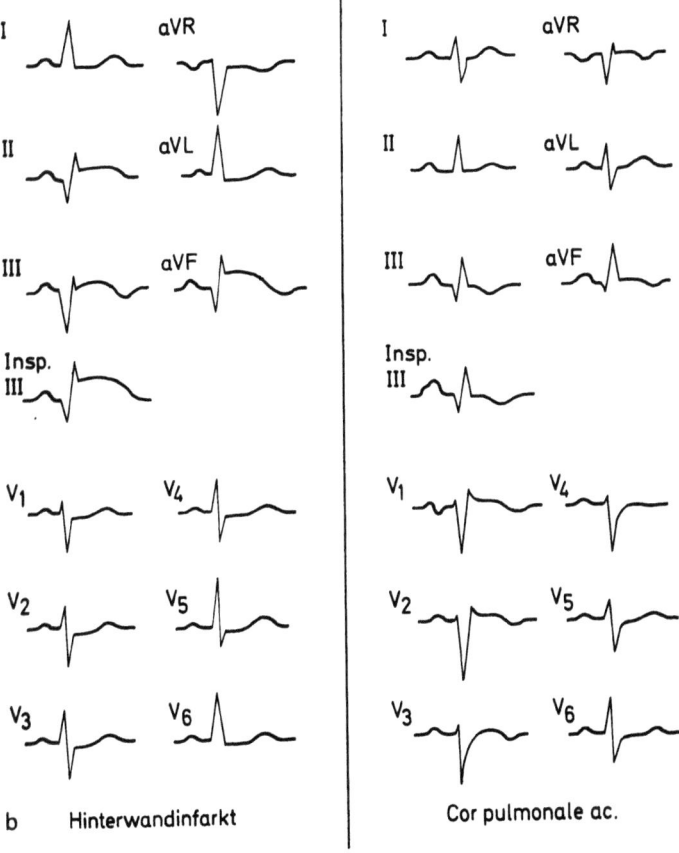

Abb. 68 (Fortsetzung)

welches nicht der Ableitung I, sondern der Ableitung III und aVF gleicht (Abb. 68a).

b) Differentialdiagnose zwischen Hinterwandinfarkt und Cor pulmonale acutum. Dieses typische, aber relativ seltene und flüchtige EKG-Syndrom entspricht einer akuten Überlastung des rechten Herzens (s. Abb. 68b). Die hierdurch bedingte Dilatation führt unter anderem zu einer Drehung des Herzens um die Längsachse im Uhrzeigersinn (Rotation nach links) und dadurch zum Bild S 1 (S 2), Q 3. Diesem, auf einen Hinterwandinfarkt verdächtigen Q 3 entspricht aber kein auffälliges Q in aVF. Die Ableitung II ähnelt in ihrem Bild der Ableitung I, während sie beim Hinterwandinfarkt der Ableitung III gleicht. Die Diagnose kann meist

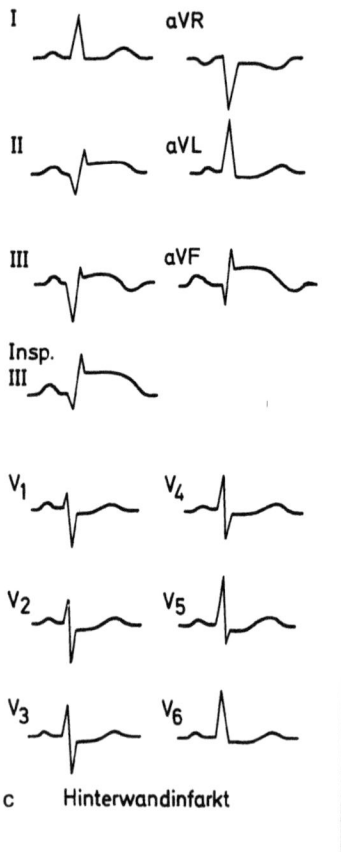

c Hinterwandinfarkt

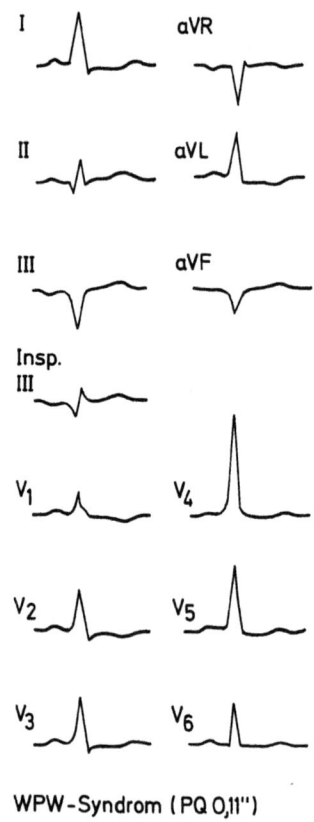

WPW-Syndrom (PQ 0,11")

Abb. 68 (Fortsetzung)

nur aus der Verlaufsbeobachtung gestellt werden, sofern EKG-Streifen aus der Zeit vor oder nach dem Ereignis, welches zur akuten Rechtsherzüberlastung führte (z. B. dem Lungeninfarkt), vorliegen. In den Brustwandableitungen kommt es zu einer Verschiebung der Transitionszone nach links (Drehung des Herzens im Uhrzeigersinn infolge der akuten Rechtsdilatation) und zur Ausbildung von ventrikulären Leitungsstörungen im Sinne eines (inkompletten) Rechtsschenkelblocks. Dabei finden sich zuweilen in V 2 und V 3 terminal negative T-Wellen und leichte ST-Hebungen durch die Ischämie und Läsion im überlasteten, nach vorne gedrehten rechten Ventrikel. Die Nachschwankung entspricht daher nicht den indirekten Zeichen des Hinterwandinfarkts (ST-Senkung und symmetrisch positive T-Wellen von V 1–V 3), sondern könnte eher

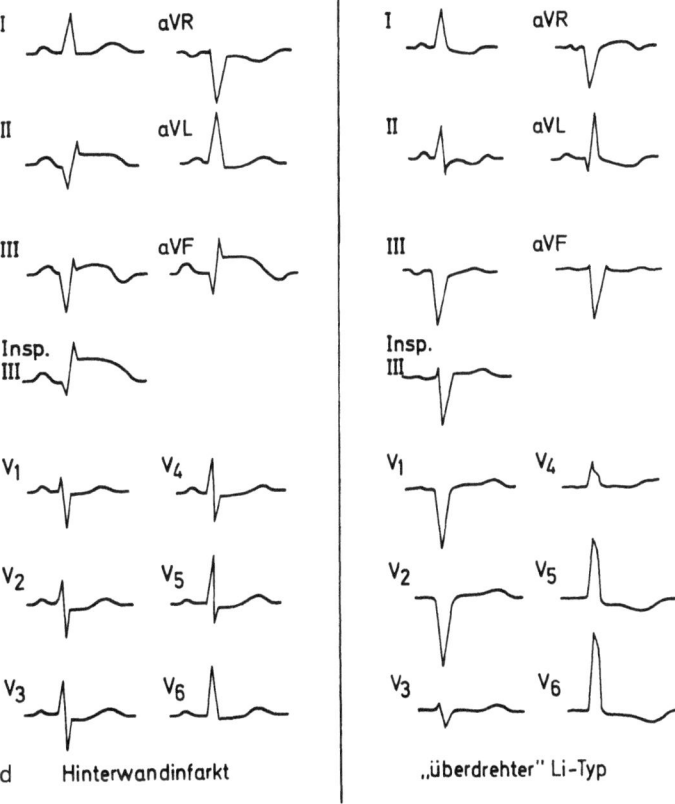

Abb. 68 (Fortsetzung)

1. bei frischer Perikarditis verschiedener Genese (sofern es zu einer epikardnahen Myokarditis kommt).
Zum Unterschied vom Infarkt:
a) ST-Hebung in allen Ableitungen, vor allem in II,
b) das gehobene ST geht nicht direkt vom abfallenden R-Schenkel ab, sondern ein evtl. vorhandenes S ist hochgezogen;
2. als Spiegelbild (indirekte Zeichen) gegenüber Ableitungen mit ST-Senkungen, z. B. rechtspräkordial nach oben konkave ST-Hebung mit + − diphasischem T als Spiegelbild eines roller-coaster-Syndroms linkspräkordial;
3. bei Vagotonie oder konstitutionell, vor allem rechtspräkordial („girlandenartige", nach oben konkave Hebung).

9.4.3. Differentialdiagnose des infarktverdächtigen (terminalnegativen) T

Ein (terminal) negatives „koronares" T
kommt außer bei Ischämie im Zusammenhang mit einem Infarkt auch vor:
1. durch Außenschichtalteration infolge Perikarditis (z.B. auch nach Perikardektomie bei Panzerherz) in V1 bis V6,
2. durch umschriebene „Infarkt"-Myokarditis oder andere, nicht koronarsklerotisch lokal bedingte Störung der Repolarisation (z. B. leukämische Infiltrate) in einigen Brustwandableitungen,
3. durch flüchtige Ischämiereaktion bei akuter Koronarinsuffizienz mit Stenokardie,
4. durch zerebrale Insulte, vor allem Subarachnoidalblutungen (negative, plumpe TU-Verschmelzungswellen; häufiger sind aber positive TU-Verschmelzungswellen, QU-Zeit verlängert),
5. durch vegetative Einflüsse bei jugendlichen Vagotonikern in parasternalen Ableitungen.
„Auch bei sicheren Infarkten ist das T nicht immer vollkommen symmetrisch negativ; das gilt vor allem für die Ableitungen aVF und Nehb-D beim Hinterwandinfarkt. So ist das Bestehen eines ‚koronaren' T allein noch kein Beweis *für*, und das Fehlen dieser Veränderung noch keine Sicherung *gegen* einen Infarkt" (Heinecker, 1965).

9.5. Infarkt und Schenkelblock

Im Abschnitt über die Differentialdiagnose des Infarktes wurden unter den „Doppelgängern", die fälschlich eine Infarktdiagnose nahelegen, auch Schenkelblockkurven genannt. Besonders schwierig wird die Beurteilung nun, wenn tatsächlich bei einem Patienten mit Schenkelblock zusätzlich ein Infarkt auftritt oder auch z.B. bei einem frischen Infarkt, der das Septum miterfaßt, nachträglich ein Schenkelblockbild dazukommt. Beide Möglichkeiten dieser zeitlichen Aufeinanderfolge müssen berücksichtigt werden. Sie sind oft nur durch eine Verlaufsbeobachtung mit häufigen, ja täglichen EKG-Kontrollen, besonders im Hinblick auf Nachschwankungsveränderungen, zu differenzieren.

Die Diagnose eines anteroseptalen Infarkts bei einem Linksschenkelblock bereitet zuweilen besondere Schwierigkeiten, da ja in beiden Fällen über dem rechten Präkordium bis V 3 und V 4 eine QS-Zacke beobachtet werden kann. Dabei wäre klinisch diese Differenzierung besonders bedeutungsvoll, da der Linksschenkelblock bei jenem Patientenkreis (Hypertonie- und Koronarsklerosekranke), bei dem auch Infarkte häufig sind, vermehrt zur Beobachtung kommt. Hier hilft uns:

1. die Beobachtung der Nachschwankung (vor allem durch Verlaufskontrollen) und
2. der Vergleich der Kammeranfangsschwankung (QS, q bzw. abnehmende R-Zacke)

in den Brustwandableitungen weiter.

Zu 1. Die Nachschwankung zeigt über dem Infarktbezirk bei einer frischen Infarzierung eine monophasische Deformierung (nach oben konvexe ST-Hebung), während beim Linksschenkelblock ohne Infarkt oder mit altem Infarkt über dem rechten Präkordium eine nach oben konkave ST-Hebung als Spiegelbild des linkspräkordialen „roller-coaster-Syndroms" typisch ist.

Zu 2. Beim Linksschenkelblock geht das spiegelbildliche QS-Bild des rechten Präkordiums ohne Übergang in ein R- bzw. rsR'-Bild über.

In den Extremitätenableitungen ist auch eine kleine q-Zacke vor dem verbreiterten R des Linksschenkelblocks infarktverdächtig.

Es muß aber hier erwähnt werden, daß in manchen Linksschenkelblockbildern ein gleichzeitiger alter supraapikaler Vorderwandinfarkt, vor allem, wenn es sich um einen isolierten Restbefund handelt, unerkennbar bleibt.

Da auch der unkomplizierte Linksschenkelblock in Ableitung III ein QS-Bild bieten kann, ist die Erkennung eines gleichzeitigen Hinterwandinfarktes erschwert. Während aber beim Hinterwandinfarkt die Ableitung II mehr der Ableitung III gleicht, ähnelt sie bei einem unkomplizierten Linksschenkelblock mehr der Ableitung I. Die Veränderung der Nachschwankung in Ableitung II, III und aVF im infarkttypischen Sinn hilft uns nur beim frischen Infarkt weiter. Die Brustwandableitungen unterscheiden sich bei gleichzeitigem Hinterwandinfarkt nicht wesentlich von den Brustwandableitungen beim Linksschenkelblock ohne Hinterwandinfarkt.

Zusammenfassend läßt sich also sagen, daß der Linksschenkelblock in der Lage ist, einen Vorderwand- bzw. Hinterwandinfarkt zu verschleiern oder vorzutäuschen. In diesen Fällen ist das klinische Bild entscheidend. Im Zweifelsfalle sind tägliche EKG-Kontrollen und häufige Bestimmungen der Serumenzyme eine Hilfe.

10. Die Endteilveränderungen

Man unterscheidet:
1. *Primäre* Veränderungen der Nachschwankung —
bei ihnen betrifft die Störung nur die Erregungsrückbildung allein.
2. *Sekundäre* Veränderungen der Nachschwankung —
hier ist die Erregungsrückbildung (Repolarisation) verändert, weil schon die Erregungsausbreitung (Depolarisation) abnorm war. Bei einer intraventrikulären Leitungsstörung mit verbreitertem QRS-Komplex (bei Schenkelblockbildern und Kammerextrasystolen) muß dem abnormen Weg der Erregungsausbreitung auch ein anderer Weg der Erregungsrückbildung entsprechen.

Wenn also auf den ersten Blick an der Stromkurve eine abnorme Nachschwankung auffällt, dann muß der zweite Blick der Hauptschwankung gelten. Schwierig wird die Differenzierung, sobald sich primäre und sekundäre Endteilveränderungen kombinieren (z. B. eine Innenschichtalteration durch akute Koronarinsuffizienz mit einem Linksschenkelblock). In der Praxis erlaubt uns dann nur die Verlaufsbeobachtung bei häufigen Kontrollen eine vorsichtige Beurteilung und Unterscheidung.

Die Bestimmung des Ventrikelgradienten ist zu diesem Zweck in der Praxis zu umständlich.

Im Folgenden ist nur von den primären Endteilveränderungen die Rede. Bei ihnen unterscheiden wir aus praktisch-didaktischen Gründen zuerst zwei große Ursachengruppen für die Differentialdiagnose:

10.1. Ursachen der Endteilveränderungen

Primär kardial bedingte Endteilveränderungen durch
Degenerative Herzerkrankungen (Koronarsklerose),
Entzündliche Herzerkrankungen (Karditis).
Primär extrakardial bedingte Endteilveränderungen durch
Neurovegetative Störungen (Orthostase-, Vagotonie-EKG);
Elektrolytstörungen (Kalium, Kalzium);
Vergiftungen:
exogen (Kohlenoxid, Schlafmittel, Narkotika, Nicotin, Digitalis),
endogen (Thyreotoxikose, diabetisches, urämisches, hepatisches Koma, Addison-Krise).

10.1.1. Primär kardial bedingte Endteilveränderungen

10.1.1.1. Absolute und relative Koronarinsuffizienz bei degenerativen Herzerkrankungen (Koronarsklerose oder mechanische Überlastung, z. B. essentielle Hypertonie, Klappenfehler).

Bei echter chronischer Hypoxämie des Herzmuskels, z. B. beim älteren Arteriosklerotiker, finden sich verschiedenartige Bilder von der muldenförmigen ST-Senkung (ähnlich wie bei Digitalis-Imprägnation, von der sie übrigens bei gleichzeitiger Digitalisgabe kaum zu differenzieren ist) über die nach oben konvexe ST-Senkung mit − + diphasischem T (Korthsche „Hypertrophie"-Nachschwankung) bis zur minimalen, ganz flachen ST-Senkung mit nur mäßig abgeflachtem T, einer Nachschwankungsänderung, die prognostisch ungünstiger sein kann als eine tiefe ST-Mulde (Abb. 70). Kardiosklerose

Es gibt keine verläßliche Regel, in welcher Ableitung in der Frontalebene sich die hypoxämieverdächtigen ST-T-Veränderungen typischerweise finden. Das hängt ja immer mit von der Herzlage ab. Bei einem Arteriosklerotiker mit ausgeprägtem Emphysem wird sich der abnorme Vektor von T am deutlichsten in Ableitung III und aVF projizieren, bei einem adipösen Hypertoniker mit Zwerchfellhochstand hingegen in

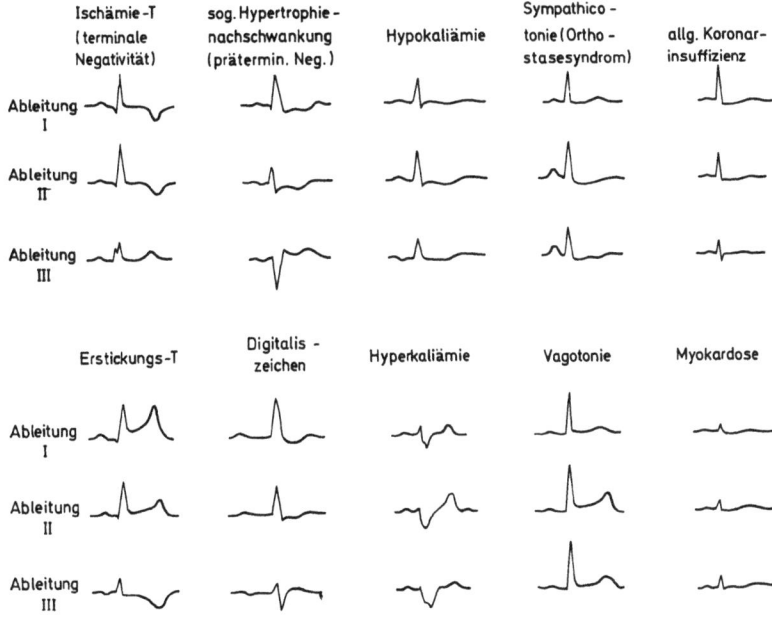

Abb. 70. Zur Differentialdiagnose der Endteilveränderungen

der Ableitung I und aVL. Beide Patienten werden aber die ST-Senkung auch in V 5 und V 6 zeigen, wodurch z. B. ein sogenannter „Rechtskammerschaden" auch beim erstgenannten Patienten mit Emphysen unwahrscheinlich wird.

Von der eher diffusen „Innenschichtalteration" verschiedener Ätiologie mit ST-Senkungen in zahlreichen Ableitungen ist die mehr umschriebene „Ischämiereaktion" (z. B. als Vorstufe und Folgezustand eines Herzinfarktes) mit dem symmetrisch konfigurierten negativen T und der kaum veränderten oder gehobenen ST-Strecke begrifflich zu trennen. Hier sei auch nochmals erwähnt, daß bei einem akuten hypoxischen Zustand des Herzmuskels auch ein flüchtiges extrem hohes positives „Erstickungs"-T auftreten kann.

10.1.1.2. Entzündliche Herzerkrankungen (Carditis rheumatica, Virus-Myokarditis, usw.)

Karditis Durch das Aussehen allein lassen sich EKG-Veränderungen infolge einer degenerativen oder entzündlichen Herzerkrankung nicht unterscheiden. Hier sind der klinische Begleittext und vor allem das Alter entscheidend wichtig. Nicht jede flüchtige (Tagesschwankungen!) ST-Senkung und T-Abflachung in Abteilung II und III bei einer akuten Angina oder einem Gelenkrheumatismus darf mit Sicherheit auf eine Myokarditis bezogen werden. Das gleiche Bild kann auch infolge der fokaltoxischen Kreislaufregulationsstörung bei einer solchen Allgemeinerkrankung entstehen. Die klinische Unterscheidung ist schwierig, aber wichtig: sie bedeutet nicht nur den Unterschied zwischen einer mehrtägigen und mehrwöchigen Ruhigstellung und Bettruhe, sondern vor allem den Unterschied zwischen der psychischen Belastung durch eine „Herzmuskelentzündung" in der Vorgeschichte und dem beruhigenden Wissen um ein doch harmloses neurovegetativ abnormes Elektrokardiogramm.

Als Argument für eine Myokarditis können verschiedenartige, gleichzeitig mit der Nachschwankungsänderung aufgetretene Rhythmusstörungen herangezogen werden.

Perikarditis Nur bei einer entzündlichen Herzbeutelerkrankung kommt es zu ST-Hebungen in allen Ableitungen und zwar durch die Entzündung in den epikardnahen Teilen des Herzmuskels. Wir sprechen von einer Außenschichtalteration. Dieser Befund ist bei der rheumatischen und tuberkulösen Perikarditis ausgedehnter als bei der Pericarditis epistenocardica im Verlauf eines Infarktgeschehens. In diesem Zusammenhang sei ein Befund erwähnt, welcher bei ST-Hebungen differentialdiagnostisch bedacht werden muß, nämlich das typische Vagotonie-EKG, welches mit niedrigen P-Wellen, evtl. girlandenförmigen ST-Hebungen und hohen T-Wellen in Ableitung II und III bevorzugt einhergeht.

10.1.2. Primär extrakardial bedingte Endteilveränderungen

10.1.2.1. Neurovegetative Störungen

Etwa 20–40% der wegen Herzbeschwerden zum Arzt kommenden Patienten leiden an vegetativen Regulationsstörungen ohne nachweisbar organische Herzschäden. Es wurde bereits darauf hingewiesen, daß Veränderungen der Nachschwankung weitgehend gleichförmig sein können, obwohl ihnen die verschiedensten Ursachen zugrunde liegen.

Jede Art von psychischem Streß vermag über das vegetative Nervensystem im Herzen Funktionsänderungen auszulösen, die man ohne Kenntnis des klinischen Bildes z. B. von jenen bei einer Koronarsklerose kaum unterscheiden kann.

Den Beweis für die psychische Beeinflußbarkeit der Herzmuskelfunktion liefern z. B. Stromkurven bei Patienten in Hypnose, denen man freudige und schreckhafte Erlebnisse suggerierte. Der Auftrag, sich z. B. einen Fliegerangriff vorzustellen, führte zu EKG-Veränderungen mit ST-Senkungen und Abflachungen bzw. sogar Negativierungen der T-Zacken. Psychogen ausgelöste Reizbildungsstörungen wurden ebenfalls häufig beobachtet, Reizleitungsstörungen waren dagegen selten.

Ähnliche Veränderungen kann man bei jugendlichen Patienten, die auf Grund ihres Ruhe- und Belastungs-EKG sowie des klinischen Bildes nicht als herzkrank zu bezeichnen sind, nach längerem Stehen als „Orthostasesyndrom" registrieren.

Das neurovegetativ abnorme Elektrokardiogramm, das am typischsten im Orthostasesyndrom faßbar wird, braucht zu seinem Zustandekommen eine *erhöhte innere Bereitschaft:* Ursachen neurovegetativer Störungen
konstitutionelle Bindegewebsschwäche,
innerskretorische Labilität
(Pubertät, weibliches und männliches Klimakterium),
endokrine Erkrankungen und hormonale Dysregulation (Nebennierenrindeninsuffizienz, tetanoides Syndrom, Dysthyreose), Neurosen und Psychosen,
reflektorisch bei verschiedenen Organerkrankungen, besonders im Bauchraum (Cholezystopathie, Ulcus pepticum usw.),
Infektionskrankheiten und Vergiftungen (Schlafmittelabusus, Nicotin),
Fokalerkrankungen (Herdinfekt, neurales Störfeld);
und gleichzeitig *exogene auslösende Ursachen*, z. B.
bioklimatische Störeinflüsse,
ungewohnte körperliche und seelische Dauerbelastungen, chronischer Schlafmangel, fehlendes Kreislauftraining nach langer Bettruhe, ungewohnte, starke physikalisch-therapeutische Reize, z. B. in der Sauna.

Die Ursachenliste primär extrakardial bedingter Endteilveränderungen, die keinen Anspruch auf Vollständigkeit erhebt, muß jeden, der eine EKG-Stromkurve zu beurteilen hat, von vornherein nachdenklich und vorsichtig machen.

Wodurch zeichnet sich das „sympathikotone" EKG aus?

1. Frequenzzunahme,
2. Zunahme der Höhe von P, das einem P-dextrocardiale ähnlich werden kann,
3. Verkürzung der PQ-Zeit, der QRS-Dauer und auch der QT-Dauer,
4. Abflachung der T-Zacken (in seltenen Fällen aber auch Erhöhung) und „aszendierende" ST-Senkungen (Abb. 70).

Was ist für das „vagotone" EKG typisch?

1. Frequenzverlangsamung,
2. Abnahme der P-Höhe,
3. Zunahme der PQ-Zeit, der QRS-Dauer und QT-Dauer (Frequenzabhängigkeit),
4. Erhöhung der T-Zacken und evtl. leichte ST-Hebungen (Abb. 70).

10.1.2.2. Elektrolytstörungen

Von den Mineralstoffwechselstörungen sollen hier nur an Hand der Abb. 71–73 die Störungen des Calcium- und Kaliumstoffwechsels kurz erörtert werden. In der obersten Zeichnung sehen wir das normale Verhalten zwischen dem ersten und zweiten Herzton und dem Ende der Repolarisation. Bei Calcium-Mangel kommt es zu einer Verlängerung von QT, wodurch die unveränderte T-Welle erst nach dem zweiten Ton zu Ende geht. Der Grad der QT-Verlängerung geht dem Ausmaß der Hypokalzämie weitgehend parallel.

Calcium-Mangel

Die QT-Verlängerung vom hypokalzämischen Typus weist daher auf folgende Zustände hin:
1. Tetanie infolge fehlender (postoperativ) oder ungenügend funktionierender Epithelkörperchen. Beim sogenannten „tetanoiden Syndrom" (bei der Hyperventilationstetanie), welches meistens normokalzämisch ist, finden sich entsprechende EKG-Veränderungen nicht.
2. Sprue: infolge Kalziumverlust im Stuhl durch schwer lösliche Calciumfettseifen.
3. Urämie: Das Urämie-EKG ist gelegentlich durch eine kleine spitze T-Welle, die sich an das verlängerte ST-Stück anschließt, gekennzeichnet. Diese besondere Form von T ist Ausdruck einer Hyperkaliämie.

Während bei Hypokalzämie die verlängerte QT-Dauer mit einer nicht verbreiterten T-Welle einhergeht, kommt es bei der Hypokaliämie zur Vortäuschung einer QT-Verlängerung mit breiter TU-Welle. Man findet zuerst eine Abflachung von T, dann eine zunehmende Senkung von ST und eine positive und vergrößerte U-Welle, welche erst hinter der T-Welle folgt und bei hochgradiger Hypokaliämie als positive Welle (vorgetäuschtes T!) übrig bleibt. In den Brustwandableitungen kann

Kalium-Mangel

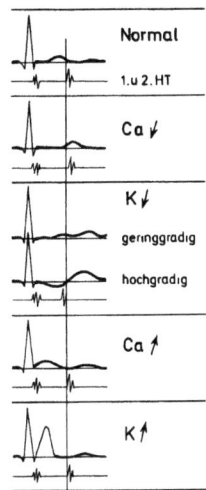

Abb. 71. EKG bei Störungen des Ca- und K-Stoffwechsels

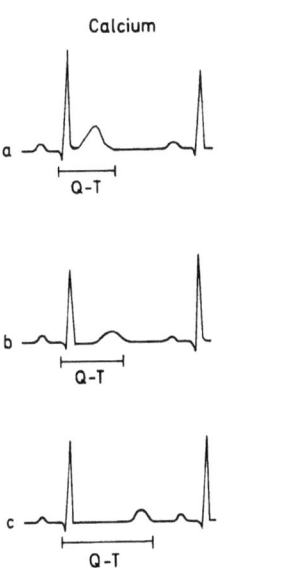

Abb. 72a–c. Calcium. a) Hyperkalzämie (17mEq/L): QT-Dauer verkürzt b) Normales Blutcalcium (5 mEq/L): QT-Dauer normal c) Hypokalzämie (2,5 mEq/L): QT-Strecke verlängert.

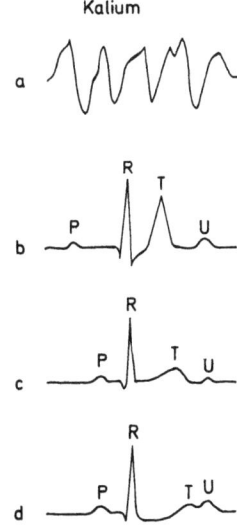

Abb. 73a–d. Kalium. a) Extreme Hyperkaliämie (15 mEq/L): Kammerflimmern b) Hyperkaliämie (9 mEq/L): Verlängertes PR-Intervall; hohe spitze T-Welle; ST-Strecke gesenkt c) Normales Blutkalium (5 mEq/L): Normal d) Hypokaliämie (3 mEq/L): Niedrige T-Welle verschmolzen mit hoher U-Welle.

ST ungewöhnlich gehoben sein und an Infarktbilder erinnern. Ähnliche EKG-Bilder entstehen auch bei der Überdigitalisierung, vielleicht infolge des dabei oft auftretenden Kaliummangels. Die EKG-Veränderungen gehen aber nicht immer parallel mit dem intrazellulären oder extrazellulären Kaliumspiegel, sie werden sogar zuweilen bei Kaliummangel völlig vermißt.

Da im Schrifttum und in der Praxis derzeit von den Elektrolytstörungen besonders viel die Rede ist, soll nochmals unterstrichen werden, daß die für Kaliummangel angeblich typischen EKG-Veränderungen nicht eindeutig sind. Man darf also bei Verdacht auf Kaliummangel — etwa bei der Betreuung eines Coma diabeticum — sich nicht auf die EKG-Veränderungen verlassen.

Hypercalcämie
Wie aus Abbildung 71 hervorgeht, kann es sowohl bei Calcium- als auch bei Kaliumüberschuß zu einer Verkürzung der QT-Dauer (ein ähnliches Bild kann sich bei Digitalis-Imprägnation finden) kommen. ST ist dabei sehr kurz, so daß die T-Zacke unmittelbar dem QRS-Komplex aufsitzt.

Dieses Bild kann bei einem Epithelkörperchenadenom und bei Ostitis fibrosa Recklinghausen, bei ausgedehnter Knochenmarkmetastasierung, beim Myelom, auffallenderweise auch bei Bronchus-Ca ohne Metastasierung, bei Morbus Boeck und gelegentlich auch bei Hyperthyreose gefunden werden.

Hyperkaliämie
Die EKG-Zeichen der Hyperkaliämie treten bei einer Serumkaliumkonzentration über 6 mEq/l auf (normaler Kaliumspiegel 5,1 mEq/l oder 19,6 mg%, untere Normgrenze 4,1 mEq/l = 16 mg%). Zuerst treten spitze, hohe zeltförmige T-Zacken auf, deren Basis nicht verbreitet ist. Die QT-Dauer ist an sich uncharakteristisch (bei Urämie ist sie infolge der gleichzeitigen Hypocalcämie verlängert). Bei zunehmender Kaliumintoxikation nimmt das av-Intervall (PQ) zu, P und R nehmen an Höhe ab, S wird tiefer. Die ST-Strecke wird gesenkt. Außerdem kommt es zu Leitungsstörungen (intraatrial, atrioventrikulär und intraventrikulär). Durch verzögerte und verbreiterte unregelmäßige Erregung des Myokards wird auch QT, der QRS-Verbreiterung entsprechend, länger. In weiterer Folge kommt es zu Vorhofflimmern. Über Kammertachykardie, Flimmern oder Flattern führt die Kaliumintoxikation zum Tode.

10.1.2.3. Digitalis

Von den *exogenen toxischen Einflüssen* auf das Herz und den dadurch hervorgerufenen EKG-Veränderungen soll hier wegen ihrer besonderen Wichtigkeit die *Digitaliswirkung* besprochen werden. Auch hier sind nicht alle Veränderungen im Elektrokardiogramm als Zeichen einer Vergiftung anzusehen (Abb. 74). Manche, vor allem die unter Punkt a) und b) genannten, sind eher als günstige Zeichen der Digitalisimprägnation

zu werten. Folgende EKG-Veränderungen werden (nach ihrer Häufigkeit geordnet) beobachtet:
a) Veränderungen der Nachschwankung und QT-Verkürzung.
b) Erhöhung des Vaguseffektes am Herzen: Sinusbradykardie, verzögerte atrioventrikuläre Überleitung (Verlängerung der PQ-Zeit oder gar av-Block 2. und 3. Grades).
c) Tätigkeitssteigerung sekundärer Automatiezentren mit Neigung zur Extrasystolie, oder in Extremfällen zur Kammertachykardie und Kammerflimmern.

Digitaliszeichen im EKG

Zu a) Man erklärt sich die Negativierung von T und die „girlandenförmige" Senkung der ST-Strecke durch eine beschleunigte Repolarisation der Innenschichten des Herzmuskels. Diese werden während der ST-Strecke schon wieder elektropositiv, wodurch der T-Vektor umgekehrt zum Normalen nach innen zum Endokard gerichtet ist. Beim Linkstyp finden sich diese Veränderungen in der Ableitung I, II und aVL, beim Steiltyp in Ableitung II, III und aVF.

Zu b) Unter hohen Digitalisdosen kommt es zu einer Sinusbradykardie durch erhöhten Vagustonus. Dieser führt zu einem av-Block ersten Grades, aber es kann bei Digitalisintoxikation auch zu einem av-Block zweiten Grades nach Art der Wenckebachschen Periodik oder sogar zu einem av-Block dritten Grades, dem kompletten av-Block, kommen.

Zu c) Digitalis ist einmal im Rahmen der Elektrokardiographie die gleiche Fähigkeit zur Imitation zugesprochen worden wie der Lues unter den Krankheiten. Unter Digitalis können alle Formen von Rhythmusstörungen auftreten. Je weiter kammerwärts die Reizbildungsstätten liegen, desto stärker wird ihre Erregbarkeit durch Digitalis gefördert. Daher sind ventrikuläre Extrasystolen oft als Bigeminus häufig. Die schlimmste Folge einer Digitalisintoxikation ist Kammerflattern oder Kammerflimmern. Aber auch höhere Zentren können erregt werden und supraventrikuläre oder nodale Tachykardien (mit av-Blockierung) sind zu beobachten. Eine besondere Digitaliswirkung am kranken Herzen ist von Winternitz 1931 als sogenannter „Halbseiteneffekt" beschrieben worden. Die stärker erkrankte und insuffiziente Herzhälfte — meistens die linke — zeigt auch deutlichere Digitaliszeichen und ihre abnormen Charakteristika werden durch die Droge noch verstärkt. Je schwerer ein Herz erkrankt ist, um so digitalisempfindlicher soll es sein.

In einer Notfallsituation kann die Entscheidung, ob eine Veränderung in der Nachschwankung oder eine Rhythmusstörung auf ein Zuviel an Digitalis oder eine zu geringe Digitalisierung (also auf Auswirkungen einer noch nicht überwundenen herzinsuffizienzbedingten Durchblutungsstörung) zu beziehen sind, sehr schwierig werden. Ein wichtiges Argument für eine Digitalisintoxikation ist die Kombination von Zeichen aus allen drei oben erwähnten Gruppen (also z. B. muldenförmige ST-Senkung, Verkürzung der QT-Dauer, PQ-Verlängerung und ventrikuläre Extrasystolen vom Bigeminustyp).

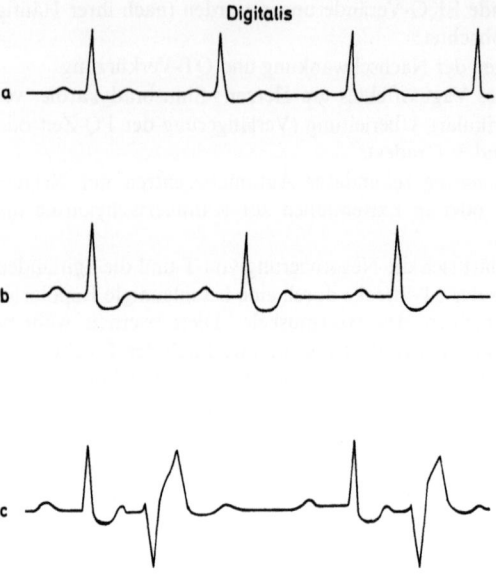

Abb. 74a–c. Digitalis. a) Leichter Digitalis-Effekt: Senkung der ST-Strecke. b) Deutlicher Digitalis-Effekt: Senkung von J. Verkürzung von QT; Frequenz-Verlangsamung; Verlängerung von PQ. c) Digitalis-Intoxikation: Ventrikuläre Extrasystolen, Bigeminus; Gefahren: Totaler av-Block; Kammertachykardie, Kammerflimmern

Am Schluß des Abschnitts über die „Endteilveränderungen" sind noch Anmerkungen am Platz, wie man „echte" und „Pseudo-ST-Senkungen" und pathologische von nichtpathologischen Belastungsreaktionen unterscheidet (Abb. 75).

Hier muß vor allem darauf hingewiesen werden, daß nicht alle ST-T-Veränderungen im Arbeits-EKG (z. B. nach Kniebeugen bis zur Dyspnoe) als pathologisch und Ausdruck einer Koronarinsuffizienz gewertet werden dürfen. Der „falsch positive Arbeitstest" ist durch ähnliche Nachschwankungsänderungen wie das Sympathikotonie-EKG und das Steh-EKG gekennzeichnet: aszendierende ST-Senkung, (steiler Abgang von ST), T-Abflachung oder sogar Negativierung.

10.1.2.4. Vorgetäuschte ST-Senkungen

Es ist oft schwierig, bei Grenzbefunden zum Normalen eine echte ST-Senkung von manchen Täuschungsmöglichkeiten auseinanderzuhalten. Infolge Tachykardie kann die P-Welle mit der vorausgehenden T-Welle verschmelzen, wodurch wir also eine Null-Linie, von der aus ja ST-Senkungen nur berechnet werden können, überhaupt nicht aufzeichnen. Die Strecke zwischen der P-Welle und dem Kammerkomplex ist nämlich nur mit Vorbehalt als „Null-Linie" heranzuziehen, weil es ja auch Senkungen in der Nachschwankung des Elektroatriogramms gibt. Manchmal reicht eine solche negative TPA-Welle noch bis in die ST-Strecke hinein, welche dadurch gesenkt erscheint.

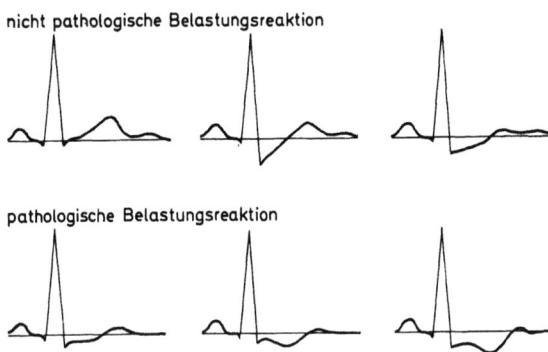

Abb. 75. Verhalten der Kammerendteile nach körperlicher Belastung

11. Das Belastungs-EKG

Ergometrie
Wie zahlreiche, vor allem auch mit den Ergebnissen der Koronarangiographie vergleichende Untersuchungen nachweisen konnten, besitzt das Belastungs-EKG unter standardisierten Arbeitsbedingungen (also: Fahrrad-Ergometer, Laufband-Ergometer, Kletterstufentest nach Kaltenbach-Klepzig) einen signifikanten prognostischen Wert in der Früherkennung einer koronaren Herzerkrankung. So besteht z. B. beim Auftreten einer pathologischen Reaktion im Belastungs-EKG bei Fehlen sonstiger Symptome eine 85%ige Wahrscheinlichkeit, daß innerhalb von 5 Jahren sich eine klinisch nachweisbare koronare Herzerkrankung entwickelt. Dagegen haben Personen mit einem normal ausgefallenen Belastungs-EKG nur ein 2,5%iges Risiko.

Im Rahmen von Kreislauf-Vorsorgeuntersuchungen scheint uns nach dem gegenwärtigen Stand unseres Wissens ein Belastungs-Elektrokardiogramm (am besten im Rahmen einer Fahrrad-Ergometrie) indiziert, wenn:

1. die Anamnese stenokardieverdächtige Herzbeschwerden ergab,
2. mehr als 3 der hier genannten Infarktrisikofaktoren (nach der Anamnese: Raucher, Übergewicht, Bewegungsmangel, abnormer psychosozialer Streß) und dem Untersuchungsbefund (Hyperlipämie, Diabetes, Hyperurikämie und Hochdruck) gegeben sind.

Durchführung. An der Klinik Höhenried hat sich in Anlehnung an das Testverfahren der Reindellschen Schule die Fahrrad-Ergometrie als stufenweise Belastung bewährt, wobei sich unsere Methode durch die sitzende Stellung des Patienten auf dem Fahrrad-Ergometer unterscheidet. Während einer 3 min-Ruhephase, einer mehrstufigen Belastung von je 6 min und einer 5 min-Erholungsphase werden Blutdruck, Herzfrequenz und Elektrokardiogramm in Abständen von 1 min registriert und dokumentiert (Ergometrieprotokoll, s. Tabelle 5, S. 108). Dazu werden die Brustwand-Ableitungen V 2 (zur besseren Erkennung von P-Zacken, des PQ-Intervalls und von Rechtsschenkelblockbildern!)

Elektroden-Anlage
sowie V 5 und V 6 aufgezeichnet, deren Elektroden in einem Gummiband um den Thorax so befestigt sind, daß sie in der üblichen Lokalisation um den Thorax angelegt werden. Zur Gewinnung der Wilsonschen Null-Elektrode („central terminal") sind die Elektroden für die Extremitäten-Ableitungen auf den Rücken des Patienten verlagert, werden aber nicht zur Registrierung der Extremitäten- oder Goldberger-Ableitungen verwendet. Diese von *Rosenkranz* und *Drews* empfohlene Ableitungs-Methode für die Brustwand-Elektrokardiogramme hat sich so gut bewährt, daß keine zusätzlichen Vorteile gesehen werden, diese Technik

zugunsten der in der Intensiv-Medizin verwendeten Einmal-Elektroden aufzugeben. Je nach der individuellen Leistungsfähigkeit beginnt die Ergometrie meistens mit 50, 75 oder 100 Watt, wobei ein Herzinfarktpatient während der ersten 4 bis 5 Monate nach dem akuten Ereignis bei seinem ersten Test nur mit 25, 50 oder 75 Watt belastet wird. Im weiteren wird die Belastung nach jeweils 6 min um weitere 25, 50 oder 75 Watt gesteigert. In der Regel erstreckt sich die Belastungsprüfung aber nicht über 4 Wattstufen hinaus. Der Patient hat dabei immer eine Pedalumdrehungszahl von 50 Umdrehungen pro min zu beachten.

11.1. Für eine koronare Herzkrankheit verdächtige Belastungs-EKG-Veränderungen

Das Verhalten der ST-Strecke ist das entscheidende Kriterium: Nur der Nachweis von horizontalen oder deszendierenden (ischämischen) ST-Senkungen von 0,1 mV in den Brustwandableitungen oder 0,05 mV in den Extremitätenableitungen und mehr spricht eindeutig für eine Koronarinsuffizienz. Der Wahrscheinlichkeitsgrad für eine Koronarinsuffizienz ist aufgrund der vorhandenen ischämischen ST-Senkung um so größer,

Bewertung des Belastungs-EKG

je ausgeprägter diese Veränderungen sind,
je tiefer der Abgang der ST-Strecke ist,
je länger die Zeit dauert, bis zur Rückbildung der ST-Senkungen in der Erholungsphase,
je mehr EKG-Ableitungen von der Veränderung betroffen sind,
je geringer die Belastung ist, bei der die Veränderungen auftreten.

Ursachen eines „falsch-positiven" Belastungs-EKGs

1. Medikamente (Digitalis, Diuretika)
2. Elektrolytstörungen
3. Anämien
4. Herzklappenerkrankungen (Aortenstenose, Mitralstenose)
5. WPW-Syndrom und andere Präexzitationssyndrome
6. Mitralklappenprolapssyndrom
7. Vasoregulatorische Asthenie und andere vegetative Regulationsstörungen
8. Linksventrikuläre Hypertrophie mit Linksschädigung
9. Blockbilder
10. Kardiomyopathien
11. Perikarderkrankungen

Die *deszendierenden* oder *horizontalen ST-Senkungen,* die bei Belastung erst auftreten oder sich gegenüber dem Ruhe-EKG verstärken, sind die häufigsten und wichtigsten Belastungs-EKG-Veränderungen (s. auch Abb. 75).

ST-Hebungen werden sehr selten beobachtet, sind aber prognostisch als Ausdruck einer Außenschichtalteration besonders ernst zu bewerten. Außerdem sind folgende während einer Belastung auftretende EKG-Veränderungen als abnorm zu beachten:

a) Reizbildungsstörungen (supraventrikuläre und ventrikuläre Extrasystolen, Vorhofflimmern und Vorhofflattern);

b) Sinu-aurikuläre und atrioventrikuläre sowie intraventrikuläre Blockierungen.

11.2. Fragliche, bzw. prognostisch unverläßliche Belastungs-EKG-Veränderungen

1. Ischämische ST-Senkungen bei Patienten, die etwa 10 Tage vor dem Belastungs-EKG digitalisiert waren, sind nicht verwertbar. *Digitalis* vermag auch bei völlig Herzgesunden ischämische EKG-Veränderungen vorzutäuschen.

2. Alle rasch *aszendierenden EKG-Veränderungen* sind nicht durch eine Ischämie, sondern durch einen erhöhten Sympathikustonus verursacht und haben keine pathologische Bedeutung.

3. *Isolierte T-Abflachungen* oder *T-Inversionen* sind ebenfalls meist tachykardie-bedingt und nicht sicher verwertbar. Positivierungen von im Ruhe-EKG negativen T-Wellen können bei Patienten nach Herzinfarkt auf Dyskinesien und beginnendes Aneurysma hinweisen.

11.3. Absolute Kontra-Indikationen zur Durchführung eines Belastungs-Elektrokardiogramms bzw. einer Fahrrad-Ergometrie

1. Frischer Herzinfarkt oder Infarktverdacht.
2. Angina pectoris gravis.
3. Ernste Rhythmusstörungen, z.B. gehäuft auftretende polytope oder salvenartige ventrikuläre Extrasystolen in Ruhe.
4. Aktive Karditis.
5. Jeder akute fieberhafte Infekt.

11.4. Relative Kontra-Indikationen

Relative Kontra-Indikationen zur Durchführung eines Elektrokardiogramms unter Belastung (das heißt, daß eine besonders sorgfältige ärztliche Überwachung gegeben sein muß).

1. Verdacht auf Aortenstenose.
2. Vorhofflimmern.
3. Implantierte artifizielle Schrittmacher mit starr frequenter Stimulation
4. Erregungsleitungsstörungen mit ausgeprägter Bradykardie.

11.5. Abbruchkriterien

1. Zunehmende, schwere retrosternale oder an anderen Prädilektionsstellen auftretende Schmerzen im Sinne einer Angina pectoris, auch ohne typische EKG-Veränderungen.
2. Dyspnoe, Zyanose, außergewöhnliche Blässe oder allgemeine Schwäche.
3. Plötzlicher Schwindel als Zeichen einer zerebralen Ischämie.
4. Elektrokardiographische Veränderungen:
 a) Rhythmusstörungen: gehäufte polytope Extrasystolen, als Salven von 3 oder mehr Extrasystolen, oder vereinzelte Extrasystolen, die in die T-Welle der vorausgehenden Herzaktion fallen, paroxysmales Auftreten supraventrikulärer oder ventrikulärer Tachykardien oder auch von Vorhofflimmern oder -flattern.
 b) Repolarisationsstörungen: horizontale und deszendierende ST-Senkung über 0,2 mV bei gleichzeitig vorhandenen subjektiven Beschwerden (bei digitalisierten Patienten nur erheblich zunehmende Senkung berücksichtigen!), monophasische ST-Hebung.
 c) Erregungsausbreitungs- oder schwerwiegende Überleitungsstörungen, z.B. Linksschenkelblock, av-Block 2. und 3. Grades.

Bei Beachtung der erwähnten Kontra-Indikationen und Abbruchkriterien kam es in einem Zeitraum von über 10 Jahren an der Klinik Höhenried bei mehr als 60000 Fahrrad-Ergometrien zu keinem Todesfall. Zweimal wurde ein Kammerflimmern erfolgreich elektrisch defibrilliert. Nach der Weltliteratur ist mit letalen Zwischenfällen in einem Verhältnis 1 : 10000 Ergometrien zu rechnen.

Tabelle 5. Ergometrie-Protokoll — Abteilung für Kreislaufdiagnostik —

Patient: Name: ☐☐☐☐☐☐☐☐☐☐ Vorname: ☐☐☐☐☐☐☐☐☐☐ Zi.-Nr.: ☐☐☐☐ Hauptdiagnose: ....

Gewicht: ☐☐☐ kg Größe: ☐☐☐ cm Datum der Ergometrie: ☐☐ ☐☐ |1|9|☐☐ Beginn der Ergo: ☐☐:☐☐ Uhr

Armumfang des Patienten: ☐☐ cm Geburtsdatum d. Pat.: ☐☐ ☐☐ |1|9|☐☐ Raumtemperatur: ☐☐ °C

Digitalispräparat (wenn „ja": ankreuzen!) ☐ Wievielte Ergo während d. jetzigen Aufenth.: ☐☐ Luftfeuchte: ☐☐ %

Ruhephase		min	Watt: ☐☐☐				Watt: ☐☐☐				Watt: ☐☐☐				Watt: ☐☐☐				Erholungsphase			
sRR/dRR	HF		sRR/dRR	HF	Bemerkg.		sRR/dRR	HF	Bemerkg.		sRR/dRR	HF	Bemerkg.		sRR/dRR	HF	Bemerkg.		sRR/dRR	HF	Bemerkg.
		1.																			
		2.																			
		3.																			
Ruhe-		4.																			
beschwerden		5.																			
		6.																			

BEGRENZENDE KRITERIEN:

objektiv:

unauffälliger Verlauf (max. 4 Stufen mögl.) .... (0)
Abbruch wegen:
EKG-Veränderungen .... (1)
RR-Verhalten .... (2)
HF-Verhalten .... (3)
Ermüdungsanstieg der HF .... (4)
Erreichen der Ausbelastungs-HF .... (5)

☐
☐

subjektiv:

keine subjektiven Beschwerden .... (0)
Abbruch wegen:
Herzschmerz, Druck im Brustbereich .... (1)
Druck bzw. Schmerz im Hals- od. Armbereich .... (2)
Atemnot .... (3)
Erschöpfung, Bein- oder Gelenkbeschwerden .... (4)
Kopfschmerz, Schwindel .... (5)

MITARBEIT:

unwillig (1)
willig (2)
sehr gut (3)

☐

ABBRUCH erfolgte, obwohl
Patient subjektiv hätte weiter-
machen können (wenn „ja":
ankreuzen!)

☐

....
(Unterschrift)

12. Diagnostik der Herzrhythmusstörungen im EKG

Die Diagnostik der Herzrhythmusstörungen ist die ureigene Domäne der Elektrokardiographie. Eine systematische Erörterung aller Rhythmusstörungen würde jedoch den Rahmen eines Einführungskurses sprengen.

Wie ist bei der Befundung eines EKG systematisch vorzugehen, um Rhythmusstörungen richtig zu beurteilen? *Systematisches Vorgehen zur Beurteilung von Rhythmusstörungen*

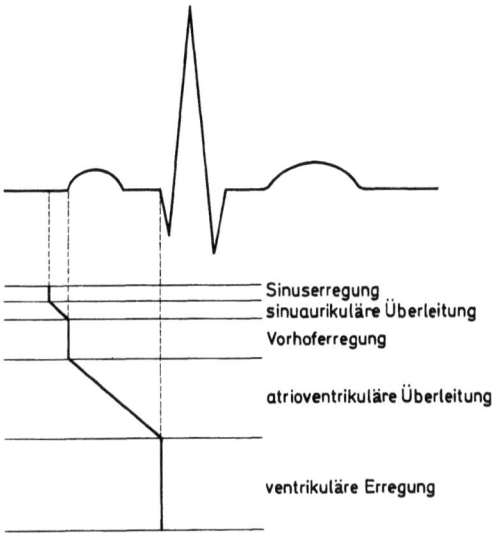

Abb. 76. av-Diagramm einer normalen Herzerregung als Hilfsmittel zur Darstellung des zeitlichen Erregungsablaufs

Die Analyse komplizierter Rhythmusstörungen gelingt am leichtesten, wenn ein langer Streifen mit einer Papiergeschwindigkeit von 25 mm/sec aus jener Ableitung vorliegt, die die kleinsten Potentialschwankungen, nämlich die P-Wellen, eindeutig erkennen läßt. Oft ist ein Stechzirkel unerläßlich, da er die Messung zeitlicher Beziehungen bestimmter Zacken untereinander sowie zu anderen Kurvenabschnitten erlaubt. In manchen Fällen kann das Anlegen eines av-Diagramms (Abb. 76) besonders aus didaktischen Gründen sehr nützlich sein.

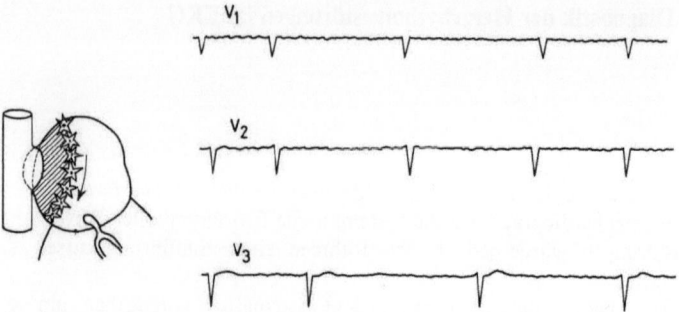

Abb. 77. Vorhofflimmern. Die Flimmerwellen sind in den rechtspräkordialen Ableitungen meist am deutlichsten erkennbar. Im Schema ist die Streitfrage offengelassen, ob eine „kreisende Erregung" oder „multifokale Extrasystolen" dem Vorhofflimmern zugrunde liegen

12.1. Sind (normale) P-Zacken vorhanden?

Vorhof-
flimmern

Das *Vorhofflimmern* (Abb. 77) ist eine der häufigsten Rhythmusstörungen. Es ist gekennzeichnet durch Fehlen von P-Wellen, Auftreten von Vorhofflimmerwellen (f-Wellen) mit einer Frequenz von 350–600/min und vollständig regellose Schlagfolge der Kammerkomplexe (absolute Arrhythmie), die eine supraventrikuläre Morphologie aufweisen, sofern nicht gleichzeitig ein Schenkelblock besteht oder die Kammererregung durch Ermüdung aberrierend wird. Vorhofflimmern mit ganz regelmäßiger Kammertätigkeit spricht für av-Block mit av-Rhythmus oder Kammerautomatie (Abb. 78). Für aberrierende Erregungsausbreitung bei Vorhofflimmern (gegen ventrikuläre E.S.) sprechen folgende Kriterien: rsR' in V1, Fehlen einer fixen Koppelung und einer kompensatorischen Pause.

Vorhof-
flattern

Während die Flimmerwellen einen dauernden Formwechsel in Höhe und Breite aufweisen, finden sich bei *Vorhofflattern* gleichmäßige Wellenbewegungen (F-Wellen) von stets gleicher Form — „Sägezahnform" (Abb. 79) mit einer Frequenz von 220–350/min, die, ebenso wie normale P-Wellen und Flimmerwellen, am besten in den Ableitungen II, III, aVF, V1 und V2 zu erkennen sind.

Die Flatterwellen sind dabei etwa doppelt so hoch wie die Flimmerwellen und wesentlich breiter, da auch die Vorhofnachschwankung (Ta) darin enthalten ist. Bei Mischformen sprechen wir von einem unreinen Flimmerflattern. Wenn auch das Vorhofflattern relativ selten ist, so ist seine möglichst genaue elektrokardiographische Diagnose praktisch-therapeutisch eminent wichtig, weil es in jedem Fall behandelt werden muß. Beim unbehandelten Vorhofflattern besteht häufig ein Überleitungsverhältnis vom Vorhof auf die Kammer von 2:1 (Abb. 80a), woraus sich eine Kammerfrequenz von 120–150/min ergibt, die, beson-

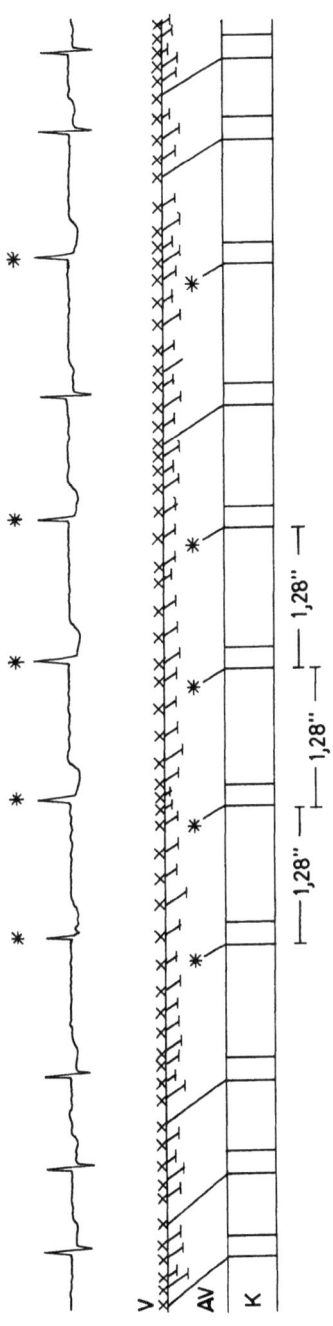

Abb. 78. Vorhofflimmern mit intermittierendem av-Block und av-Ersatzrhythmus (*).

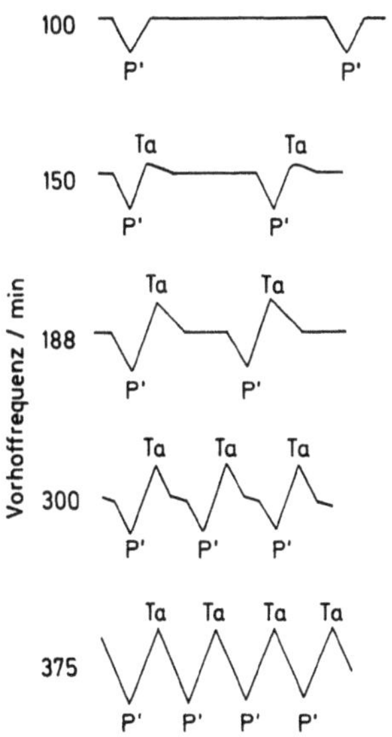

Abb. 79. Zunehmende Frequenz von der Vorhoftachykardie bis zum Vorhofflattern mit zunehmender Ausbildung der Vorhofsnachschwankung (Ta-Welle). Sie ist charakteristisch für die „Sägezahnform" der Vorhofflatter-Wellen

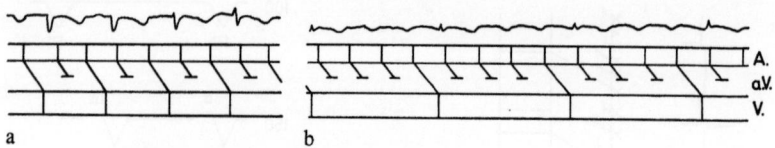

Abb. 80a, b. Wechselndes Vorhofflattern von a) 2:1 und b) 4:1

ders von älteren Patienten, schlecht toleriert wird. Bei diesem Überleitungsverhältnis wird das Vorhofflattern im EKG häufig als andersartige Vorhoftachykardie verkannt und falsch behandelt. Der seltene Übergang auf 1:1 würde Kammerflattern bedeuten.

12.2. Welchen Abstand haben die P-Zacken untereinander?

Bei einer Sinusfrequenz unter 60/min sprechen wir von einer Sinusbradykardie, über 100/min von Sinustachykardie. Bei ausgeprägter Tachykardie stellt sich die Achse von P („pseudopulmonales" P) und QRS mehr vertikal.

Wenn wir mit dem Zirkel (den wir zur Beurteilung der Rhythmusstörungen im EKG immer wieder brauchen) die P-Abstände messen, so stimmen sie ganz selten genau überein. Die *Sinusarrhythmie*, vor allem die respiratorische Sinusarrhythmie, ist die häufigste und banalste Rhythmusstörung überhaupt. Beim Jugendlichen wird meist die Frequenz in der Inspiration beschleunigt und in der Exspiration verlangsamt. Aber auch von der Atmung unabhängig kommt es bei vegetativer Dystonie, z.B. in der Rekonvaleszenz nach Infektionskrankheiten, zu einer Sinusarrhythmie. Je älter allerdings der Patient ist, um so weniger ist diese Rhythmusstörung als normal und physiologisch zu bewerten.

Sick-sinus Syndrom Weit überwiegend im fortgeschrittenen Alter beobachtet man hingegen das *Syndrom des kranken Sinusknotens* („sick-sinus"-Syndrom). Dieses chronisch progrediente Leiden manifestiert sich am häufigsten als permanente Sinusbradykardie, etwas seltener als Bradykardie-Tachykardie-Syndrom, wobei die langsamen Phasen oft durch sinu-aurikulären Block, die Tachykardien durch Vorhofflimmern und Vorhofflattern verursacht sind. Die grundlegende Störung ist kein funktioneller, sondern ein morphologischer Defekt. Die wechselhaften EKG-Bilder werden am ehesten durch Bandspeicher-EKG-Registrierung erfaßt.

Sinuaurikulärer Block Beim *sinu-aurikulären Block* 1. Grades ist die Erregungsleitung zwischen Sinusknoten und Vorhof verlängert, was im EKG unerkennbar ist, da sich die Sinusknotenaktivität in der Stromkurve nicht manifestiert. Beim sinu-aurikulären Block 2. Grades (Typus I, Wenckebach-Periodik) nimmt das PP-Intervall progressiv bis zum Ausfall eines Vorhof- und Kammerkomplexes ab (Abb. 81). Die Diskrepanz zwischen einer allmählichen Zunahme der sinuatrialen Leitung und Abnahme der PP-

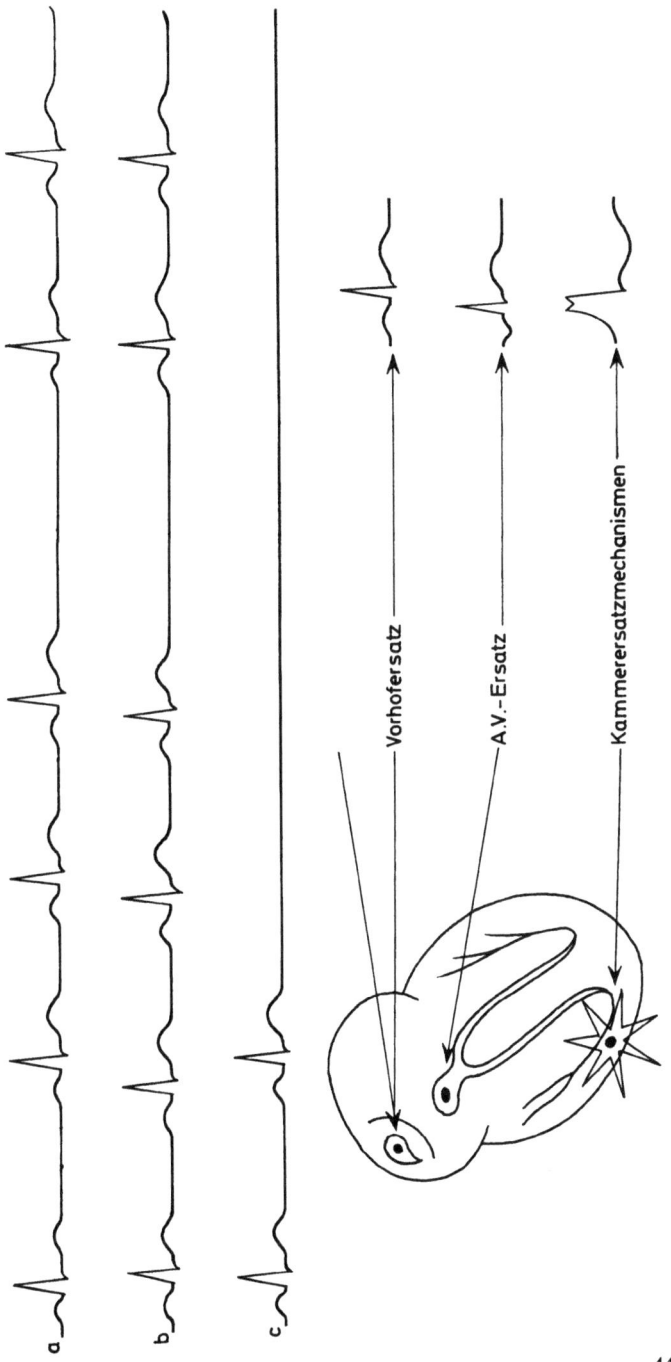

Abb. 81 a–c. Sinuaurikuläre Blockierung. a) 2. Grad, Typ I, Wenckebachsche Periodik: Abnehmende Abstände der PP-Intervalle bis zum Ausfall eines Herzschlags (P-Zacke und QRs-Komplex). b) 2. Grad, Typ II, Ausfall eines Herzschlags ohne vorhergehende Abnahme der PP-Intervalle. c) Totale s.a.-Blockierung. Auf diesem Streifen ist noch kein Ersatzmechanismus wirksam geworden. Im Schema sind drei mögliche Ersatzzentren eingezeichnet

Intervalle ist nur scheinbar. Das analoge Phänomen beim atrioventrikulären Wenckebach ist leichter verständlich und wird dort erklärt.

Beim Typus II fällt ein Vorhof-Kammerkomplex ohne progressive PP-Verkürzung aus. Die Pause beträgt etwa das Doppelte oder Vielfache eines normalen PP-Intervalls. Der Block ist konstant 3:2, 5:4 oder wechselnd. Ein 2:1 sinu-aurikulärer Block täuscht eine Sinusbradykardie vor. Ein sinu-aurikulärer Block kann einer Sinusarrhythmie ähnlich sein und neben ihr bestehen.

12.3. Wie sind die P-Zacken geformt?

Eine auffällige Verbreiterung von P in allen Ableitungen weist auf eine intraatriale Leitungsstörung hin. Die Analyse der Vektorlage der Vorhoferregung kann uns einen abnormen Erregungsursprung im Vorhof oder eine abweichende Erregungsausbreitung in diesem Herzteil anzeigen. Beim *wandernden Schrittmacher* kommt es entweder zu einer Verlagerung des Reizursprungs in kaudale Abschnitte des Sinusknotens oder in tiefer gelegene Vorhofteile. Dadurch wird P in den Ableitungen II und III negativ und die PQ-Zeit kürzer, meist unter 0,12 sec, während sich die PP-Abstände verlängern. Die Rückkehr zum Sinusknoten erfolgt etappenweise oder sprunghaft und bewirkt wechselnde Form der P-Zacken von einer Vorhoferregung zur nächsten (Abb. 82). Beim Kind und beim Jugendlichen sind solche Rhythmusstörungen häufig und harmlos (s. Kapitel EKG des Kindes).

Wandernder Schrittmacher

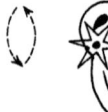
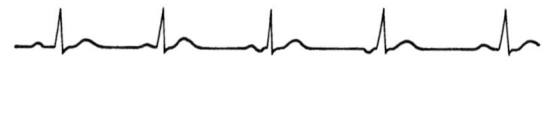

Abb. 82. Wandernder Schrittmacher. Im Schema ist ein Reizursprung im rechten unteren Vorhof eingezeichnet. Das entspricht der Lage des Schrittmachers im Augenblick des 4. Herzschlags im zugehörigen EKG-Streifen. (Wo nicht besonders vermerkt, ist in den Schemata die Ableitung I wiedergegeben).

12.4. Welchen Abstand haben die P-Zacken von dem nachfolgenden QRS-Komplex?

av-Blockierung

Hier geht es um die *atrioventrikulären Blockierungen* verschiedenen Grades (Abb. 83). Beim *av-Block 1. Grades* (atrioventrikuläre Überleitungsverzögerung) ist die PQ-Dauer (av-Intervall) bei jedem Herzschlag gleich groß, sie liegt aber oberhalb der normalen PQ-Zeit von 0,2 sec. Vom *av-Block 2. Grades* gibt es zwei Formen. Der Typ I (Wenckebachsche Periodik, Mobitz-Block I), ist durch eine zunehmende Verlängerung der PQ-Zeit bis zum Ausfall eines Kammerkomplexes

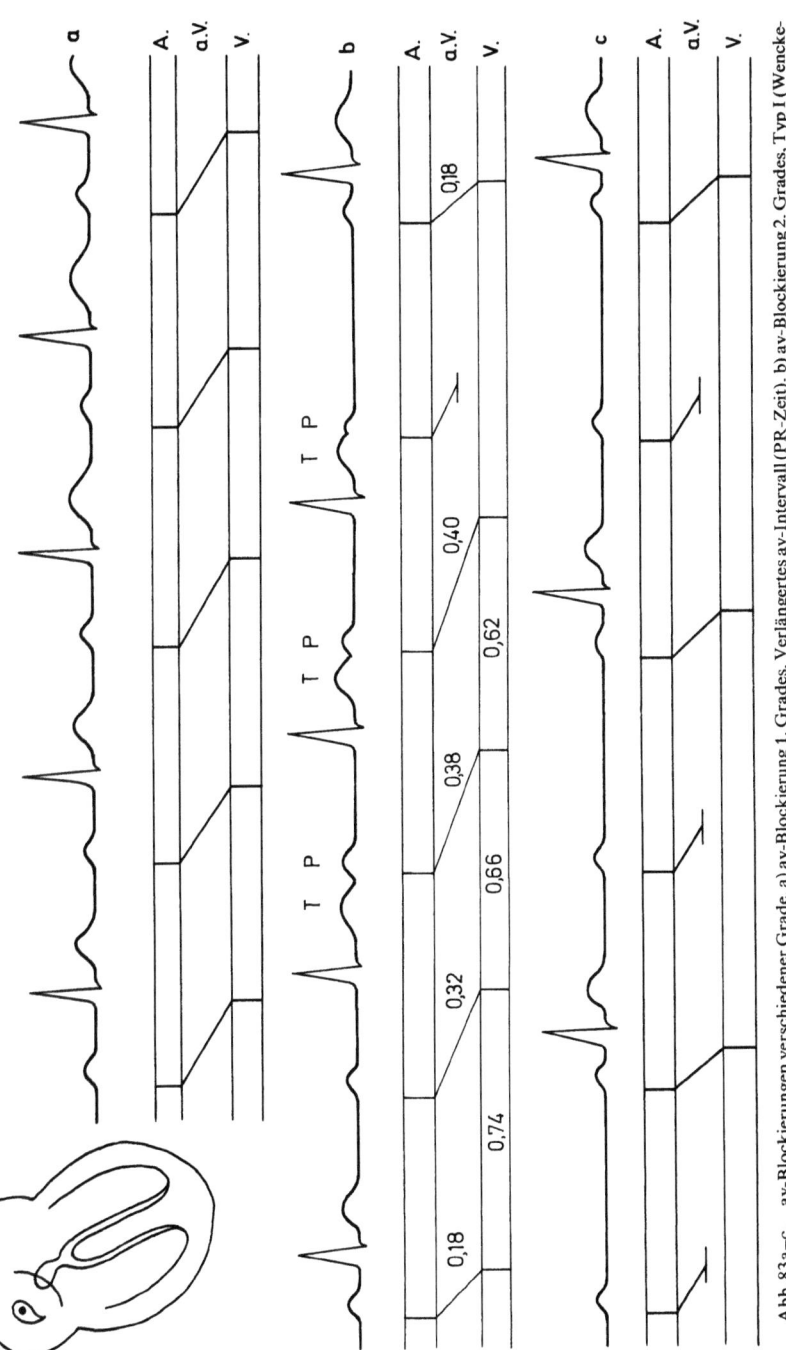

Abb. 83a–c. av-Blockierungen verschiedener Grade. a) av-Blockierung 1. Grades. Verlängertes av-Intervall (PR-Zeit). b) av-Blockierung 2. Grades, Typ I (Wenckebachsche Periodik). Im Anschluß an die 2. bis 4. P-Welle wird die PQ-Zunahme fortlaufend kleiner (0,32 – 0,38 – 0,40), wodurch sich die RR-Intervalle progressiv verkürzen (0,74 – 0,66 – 0,62). c) av-Blockierung 2. Grades, Typ II (2 : 1 Block)

charakterisiert. Da die Zunahme der PQ-Zeit von Schlag zu Schlag *geringer* wird, entsteht eine auf Anhieb nur schwer verständliche *Abnahme* der RR-Intervalle (Abb. 83b). Der av-Block 2. Grades Typ II (Mobitz II) bietet in regelmäßigen oder unregelmäßigen Abständen plötzlich Ausfälle einzelner Kammererregungen. Wir sprechen von einer av-Blockierung 2:1, wenn nur jede 2. Vorhoferregung übergeleitet wird.

Beim *av-Block 3. Grades* (kompletter av-Block) (Abb. 84) ist die Überleitung auf dem Niveau des av-Knotens, des Hisschen Bündelstammes oder beider Tawaraschenkel vollständig unterbrochen. Vorhöfe und Kammern schlagen unabhängig voneinander in ihrem Eigenrhythmus (Blockdissoziation). Die Kammern gehorchen je nach dem Ort der Blockierung entweder einem sekundären Zentrum im His-Bündel distal der Unterbrechung oder einem tieferen tertiären Zentrum.

Wo eine erst-, zweit- oder drittgradige Blockierung sitzt, läßt sich aus dem EKG nicht sicher ablesen. Proximale av-Blockierungen gehen zwar meist mit unveränderten Kammerkomplexen, distale Blockierungen, vor allem 2. und 3. Grades, mit schenkelblockartig deformierten Kammerkomplexen einher, doch sind diese Zeichen unverläßlich, da

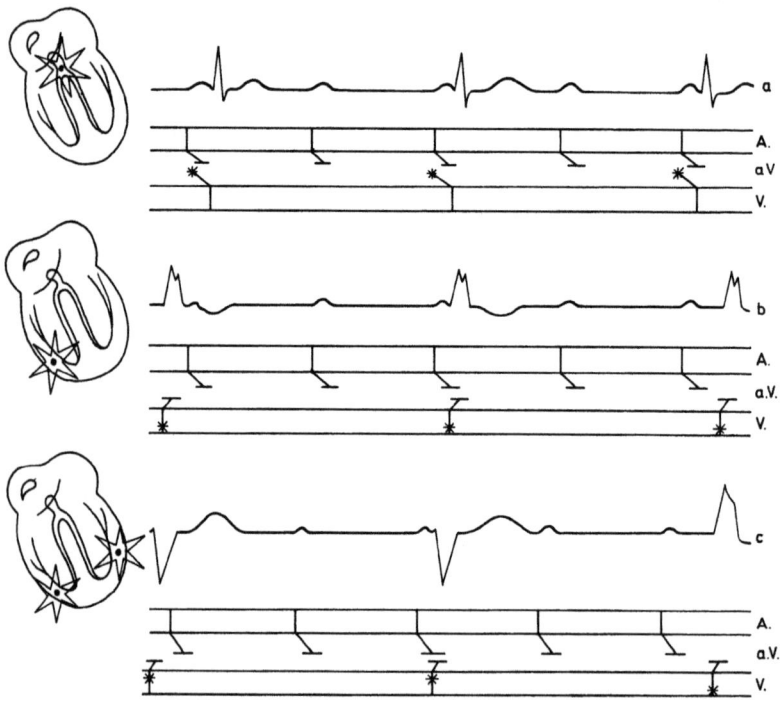

Abb. 84a–c. av-Block 3. Grades. a) Mit av-Ersatzrhythmus. b) Mit idioventrikulärem Rhythmus von der rechten Kammer ausgehend. c) Mit zwei verschiedenen Ersatzrhythmuszentren in der rechten bzw. linken Kammer

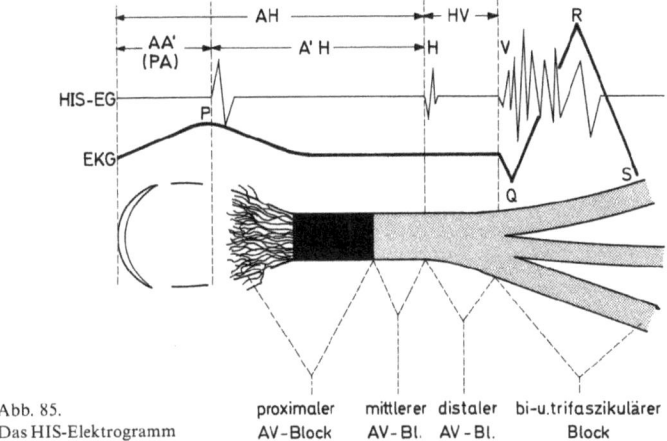

Abb. 85. Das HIS-Elektrogramm — proximaler AV-Block — mittlerer AV-Bl. — distaler AV-Bl. — bi-u.trifaszikulärer Block

eine proximale Blockierung vorliegen kann und dazu eine Leitungsstörung distal in einem der Tawaraschenkel. Genaue Abklärung gelingt nur mit Hilfe des His-Elektrogramms.

Abb. 85 zeigt die Zusammenhänge zwischen Elektrokardiogramm und His-Elektrogramm, das mit Hilfe einer Elektrodensonde über die rechte Femoral-Vene und die Trikuspidalklappe im rechten Herzen vom Reizleitungssystem unmittelbar abgeleitet werden kann. Es gestattet, das av-Intervall, dessen normale Dauer zwischen 0,12 und 0,19 sec schwankt, in eine AH-Zeit, Atrium-His-Zeit (0,08–0,14 sec) und eine HV-Zeit, His-Ventrikel-Zeit, (0,03–0,05 sec) zu unterteilen. Werden auch die Aktionspotentiale der benachbarten Partien des rechten Vorhofes mitregistriert, dann läßt sich die AH-Zeit noch in eine AA' (PA) von 0,025–0,045 sec und eine A'H-Zeit von 0,055–0,12 sec unterteilen. Erstere entspricht der Erregungsausbreitung im rechten Vorhof, letztere der im av-Knoten. Die H-Zacke entspricht der elektrischen Erregung des His-Bündels. Av-Blockierungen können nun proximal oder distal davon liegen.

His-Elektrogramm

Die Prognose ist bei proximalen av-Blockierungen besser als bei distalen, da in ersterem Fall das His-Bündel als sekundäres Reizbildungszentrum mit vegetativ noch beeinflußbarer Frequenzänderung einspringen kann. Bei proximalem av-Block 1. Grades ist wie bereits in der Tabelle 1 (S. 50) erwähnt, das PH- bzw. AH-Intervall verlängert, d. h. die Zeit von der Vorhoferregung bis zur Erregung des Hisschen Bündels. Das HV-Intervall ist unverändert. Beim proximalen av-Block 2. Grades liegt fast immer eine Wenckebachsche Periodik vor, die im His-Elektrogramm durch eine zunehmende Verlängerung der PH-Zeit bei konstantem HV-Intervall mit einzelnen Systolenausfällen als Folge einer Unterbrechung (Mobitz-Typ I) gekennzeichnet ist.

Proximaler av-Block

Der proximale av-Block 3. Grades führt zu einer kompletten Unterbrechung des His-Bündels in der Nähe des av-Knotens. Hier geht die Erregungsbildung von den erhaltenen distalen Teilen des His-Bündels aus. Die Herzfrequenz liegt meistens zwischen 40–50 Schlägen/min. Sofern hier keine zusätzlichen Schenkelblockbilder vorliegen, sind die Kammerkomplexe nicht deformiert und auch nicht verbreitert.

Distaler av-Block Bei den distalen av-Blöcken ist die Erregungsleitung vom Sinusknoten über die Vorhöfe, den av-Knoten und das Hissche Bündel bis zur H-Zacke ungestört. Distal von dort liegt die Verzögerung oder Unterbrechung. Es kann sich entweder um eine Blockierung oder Verzögerung der Leitung im distalen His-Bündel oder in den Tawarafaszikeln handeln. Auch hier kann ein av-Block 1., 2. und 3. Grades unterschieden werden. Der distale av-Block 1. Grades beruht meistens auf einer Leitungsverzögerung in allen drei Tawarafaszikeln, der distale av-Block 2. Grades zeigt keine Wenckebachsche Periodik, sondern bei gleichbleibender av-Überleitungszeit zwischen Vorhöfen und Kammern intermittierende Ausfälle von Kammerkomplexen (Mobitz II), so daß es mehr P-Wellen gibt als QRS-Komplexe. Der Block kann, wie erwähnt, in einem regelmäßigen Verhältnis von 2:1, 3:1 oder 4:1 auftreten. Im His-Elektrogramm ist das PH- bzw. AH-Intervall normal, während die HV-Zeit verlängert oder unterbrochen ist. Je weiter distal im His-Bündel die Störung liegt, umso mehr nähert sie sich der Verzweigungsstelle der Tawarafaszikel. Häufig werden der links anteriore Faszikel und der rechte Faszikel blockiert, selten der links posteriore Faszikel. So entstehen bi- oder trifaszikuläre Blockbilder. Letztere entsprechen einem totalen av-Block und erfordern einen Kammerersatzrhythmus, dessen QRS-Komplexe je nach Sitz in der linken Kammer rechtsschenkelblockartig, in der rechten Kammer linksschenkelblockartig deformiert sind. Seine Frequenz liegt um 20–30 Schläge/min.

av-Block bei Vorhofflimmern Bei 20% aller av-Blöcke werden die Vorhöfe nicht sinusgesteuert, sondern es liegen ein Vorhofflimmern (s. auch Abb. 78) oder -flattern, ein ektopischer Vorhofrhythmus oder Vorhofextrasystolen vor. Unter diesen Bedingungen ist naturgemäß die Diagnose einer av-Blockierung wesentlich erschwert und kann nur aus den streng gleichmäßigen QRS-Abständen (durch den AV-Ersatzrhythmus) vermutet werden.

12.5. Welchen Abstand haben die gleich aussehenden Kammerkomplexe untereinander?

12.6. Welche zeitliche Beziehung haben die anders geformten Kammerkomplexe untereinander oder zum Grundrhythmus?

Diese beiden Fragen gehören zusammen und müssen immer dort gestellt werden, wo wir Kammerkomplexe verschiedener Form vor uns haben. Hat man sichergestellt, daß anders geformte Kammerkomplexe

nicht durch kurzzeitige, transitorische intraventrikuläre Leitungsverzögerung entstanden sind, dann ist die abnorme QRS-Morphologie auf eine *Kammerheterotopie* zurückzuführen. Die Verbreiterung und Deformierung resultiert aus einer verlangsamten und vektoriell abweichenden Ausbreitung ektopischer Potentiale, die nicht über das Reizleitungssystem, sondern über die Arbeitsmuskulatur (ungebahnte Wege) fortgeleitet werden. Die erhöhte Automatiebereitschaft untergeordneter Zentren kann vielerlei Ursachen haben: psychische Einflüsse, Ausschüttung von Katecholaminen, lokale Hypoxie, Hyperkapnie, pH-Änderungen, Dehnung des Myokards, Änderung der Calcium- oder Kaliumkonzentration, Einwirkung von Pharmaka wie Digitalis u.v.a.m. Beim Auftreten morphologisch unterschiedlicher Kammerkomplexe, handelt es sich darum, den Grundrhythmus von
 Extrasystolen,
 Ersatzsystolen,
 Ersatzrhythmen,
 Parasystolen (Pararhythmie) zu unterscheiden.

12.6.1. Extrasystolen

Extrasystolen sind vorzeitige Kontraktionen des Herzens — aktive Heterotopien — oder eines seiner Teile (premature beats). Bei konstantem Abstand vom vorangehenden Normalschlag spricht man von einer fixen Kupplung (oder auch festen Kopplung). Extrasystolen sind die häufigste Reizbildungsstörung.

Man kann unterscheiden:

1. *Nach ihrem Ursprungsort:* supraventrikuläre und ventrikuläre Extrasystolen. Bei den Vorhofextrasystolen und den av-Extrasystolen sind die Kammerkomplexe im allgemeinen gleichgestaltet wie die Kammerkomplexe des Sinus-Grundrhythmus, da ja die Erregung über den av-Knoten in der gleichen Weise übergeleitet wird. Mitunter können sie jedoch durch aberrierende Leitung auch eine merkliche, meist rechtsschenkelblockartige Deformierung der Kammerkomplexe aufweisen. Eine genauere Lokalisation des Fokus supraventrikulärer Extrasystolen ist durch sorgfältige Betrachtung der P-Wellen möglich (Abb. 86). Sinusextrasystolen sind durch P-Zacken gekennzeichnet, die mit jenen des Grundrhythmus identisch sind, während sogenannte Vorhofextrasystolen davon abweichend geformte P-Wellen aufweisen. Da der av-Knoten nach neueren Untersuchungen keine Schrittmacherzellen enthält, müßten die bisher als av-Extrasystolen bezeichneten Ektopien His-Extrasystolen genannt werden. Der bisher gebräuchliche Terminus wird aber beibehalten.

Den av-Extrasystolen geht entweder keine P-Zacke voraus (wie beim „mittleren Knotenrhythmus"), oder der gleichzeitig mit den Kammern vom av-Knoten aus erregte Vorhof macht sich in einer negativen P-

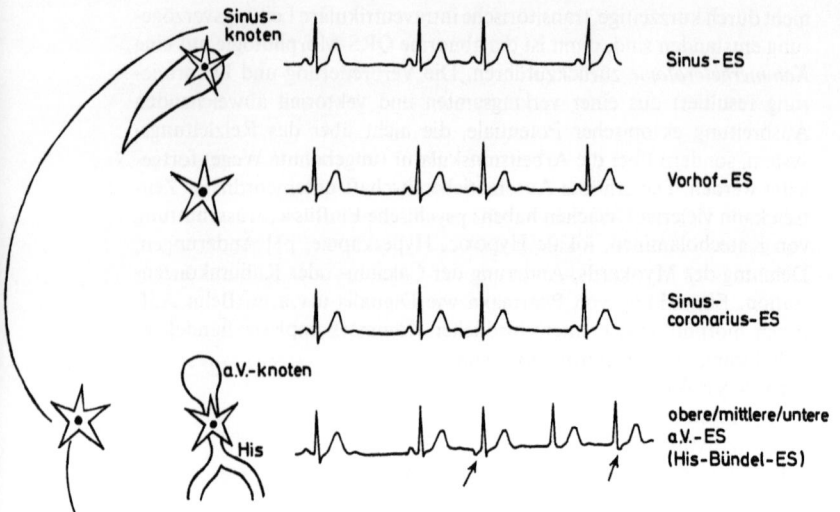

Abb. 86. Supraventrikuläre Extrasystolen

Welle bemerkbar, die dem Kammerkomplex mit einem Abstand unter 0,12 sec vorausgeht (wie beim „oberen Knotenrhythmus"), oder unmittelbar nach QRS folgt (wie beim „unteren Knotenrhythmus") (s. auch Abb. 88d, S. 123). Sinus coronarius-Extrasystolen, wie sie bei Herzkatheterisierungen beobachtet werden, weisen ebenfalls eine negative P-Welle auf, die aber mehr als 0,12 sec vor der Kammerdepolarisation liegt.

Bei früh einfallenden supraventrikulären Extrasystolen superponiert sich die P-Welle zuweilen der vorangehenden T-Welle, wodurch die Vorhofwelle maskiert wird (T-P-Pfropfung).

Blockierte supraventrikuläre Extrasystolen bestehen aus P-Wellen, denen auf Grund des frühen Einfalles durch Refraktärität des Leitungssystems kein Kammerkomplex folgt.

Ventrikuläre Extrasystolen Bei den Kammerextrasystolen liegt der Reizursprung im Kammermyokard. Die Morphologie ist einem Schenkelblock um so ausgeprägter ähnlich, je weiter entfernt der Reizursprung vom av-Knoten ist. Septale Extrasystolen sind zwar etwas verbreitert, aber sie ähneln noch dem Grundrhythmus. Rechtsventrikuläre Extrasystolen sehen aus wie der Kammerkomplex eines Linksschenkelblockes, linksventrikuläre wie der Kammerkomplex eines Rechtsschenkelblockes (Abb. 87). Ventrikuläre Extrasystolen folgen dem vorausgehenden Normalschlag meist mit einem fixen Kupplungsintervall. Ist dies nicht der Fall (gleitende Kupplung), muß man an eine Parasystolie denken, oder die Extrasystolen sind polytopen Ursprungs.

Kombinations-Systolen Das Zusammenfallen einer ventrikulären Extrasystole mit einer nomotopen Kammerdepolarisation ergibt eine Kombinationssystole (fusion beat), die eine Mischung der Merkmale der normalen und der extrasystolischen Kammerstromkurve aufweist.

2. *Nach ihrer Morphologie:* monomorphe (monotope) und polymorphe (polytope) Extrasystolen. Polytope, also verschieden geformte Extrasystolen sind prognostisch ungünstiger als monotope Extrasystolen.

3. *Nach ihrer Häufigkeit:* vereinzelte — gehäufte (z.B. Bigeminie, wenn jedem Normalschlag eine Extrasystole folgt) — salvenartige Extrasystolen.

Im Rahmen organischer Kardiopathien, insbesondere beim Herzinfarkt, ist das sogenannte *R auf T-Phänomen* klinisch bedeutsam, weil mit dem Auftreten bedrohlicher Kammerrhythmusstörungen zu rechnen ist. Es handelt sich dabei um sehr frühzeitige Kammerextrasystolen, deren QRS-Gruppe an die vulnerable Phase der vorausgehenden, normalen oder ektopischen Erregung, also an den oder knapp vor den T-Gipfel heranrückt (s. auch Abb. 87c).

R auf T-Phänomen

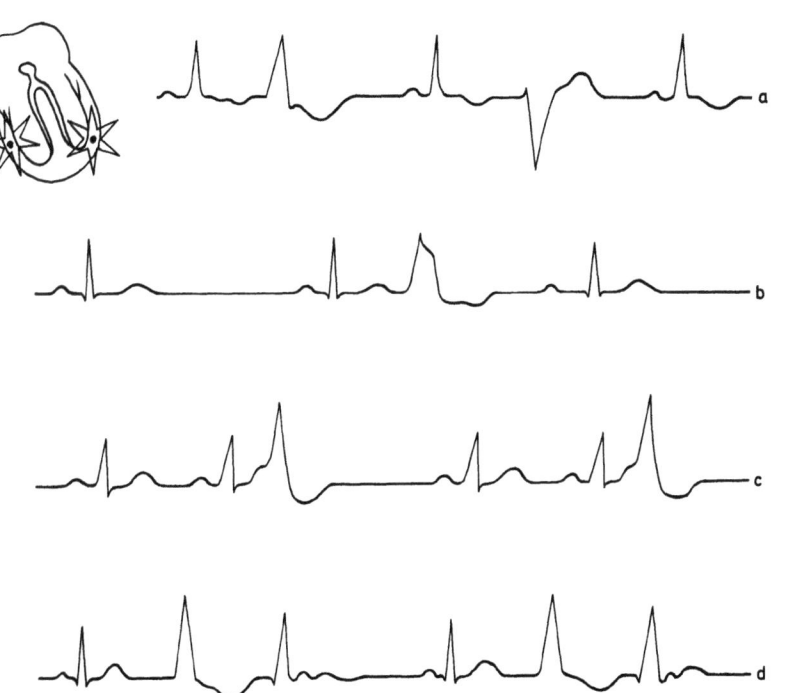

Abb. 87a-d. Kammerextrasystolen. a) Je eine rechts- und linksventrikuläre, interponierte E.S. b) Interponierte E.S. rechtsventrikulären Ursprungs mit PQ-Zeitverlängerung vor dem nachfolgenden Normalschlag (das spezifische Leitungssystem ist noch ermüdet). c) Rechtsventrikuläre E.S. mit kompensatorische Pause (2:1-Extrasystolie, klinisch: „Trigeminus"). R auf T-Phänomen d) Jedem Normalschlag folgen zwei ventrikuläre E.S. (klinisch ebenfalls als „Trigeminus" imponierend)

4. *Nach ihrer Rückwirkung auf den Grundthythmus:* kompensierte Extrasystolen; bei ihnen ist die Refraktärzeit der extrasystolisch erregten Kammer noch nicht abgeklungen, weshalb die nächste Normalerregung ausfällt. Die so entstehende Lücke wird „kompensatorische Pause" genannt. Bei kompensierten Extrasystolen ist also die Summe zweier normaler RR-Intervalle, gemessen vom 1. bis zum 3. R, gleich der Summe der RR-Abstände vor und nach der Extrasystole (Abb. 87c). Durch Vorhofextrasystolen, av-Extrasystolen oder in den seltenen Fällen einer retrograden Leitung der ventrikulären Extrasystole auf die Vorhöfe wird der Sinusrhythmus vorzeitig unterbochen, setzt aber im ursprünglichen Rhythmus wieder ein. Die postextrasystolische Pause wird zum Unterschied von den meisten Kammerextrasystolen inkomplett kompensiert, d.h., sie ist kürzer als der doppelte normale RR-Abstand.

Interponierte (interpolierte) Extrasystolen; sie fallen zwischen zwei Normalschlägen so ein, daß sie den langsamen Grundrhythmus nicht stören und daher ohne kompensatorische Pause einfallen. Bei ihnen trifft die Erregungsausbreitung des nächstfolgenden Normalschlages vom Sinusknoten aus nicht mehr auf die refraktäre Phase nach der Extrasystole.

Extrasystolische oder andere Arrhythmien, die regelmäßig auftreten, bezeichnet man als Allorhythmien (z.B. Bi- oder Trigeminus).

Kompensatorische Pause (margin note)

12.6.2. Ersatzsystolen

Eine Ersatzsystole tritt im Gegensatz zu einer Extrasystole im Zyklus verspätet auf. Ihr Abstand zum vorgehenden Normalschlag ist länger, bei der Extrasystole dagegen kürzer als das normale RR-Intervall. Ersatzsystolen kommen nur bei bradykarden Rhythmen vor und beschleunigen auf diese Weise die sonst hämodynamisch ungünstige Schlagfrequenz. — Passive Heterotopie.

12.6.3. Ersatzrhythmen

Die bei den sinu-aurikulären und atrioventrikulären Blockformen erwähnten Eigenrhythmen sekundärer oder tertiärer Reizbildungszentren können als *Ersatzrhythmen* (passive Heterotopie) auch ohne Block auftreten, wenn der Grundrhythmus zu langsam wird oder aussetzt.

Supraventrikuläre Ersatzrhythmen entspringen meist im His-Bündel mit einer regelmäßigen Eigenfrequenz von 40–60/min. Durch Aktivierung der Kammern auf normalem Wege sind auch die QRS-Komplexe nicht verändert. Durch „aberrierende Leitung" jedoch können sie geringgradig deformiert werden. Regelmäßige, derart deformierte Kammerkomplexe lassen sich bei Vorhofflimmer- oder Flatterkurven doch als Knotenrhythmus erkennen (Abb. 78, S. 111).

Die in Abb. 88 wiedergegebenen *Knotenthythmen* (His-Bündelrhythmen) sind immer dann leicht zu diagnostizieren, wenn die vor oder nach den Kammerkomplexen auftretenden negativen P-Wellen, infolge retrograder Erregung des Vorhofs vom av-Knoten aus, gut erkennbar sind. Eine retrograde Vorhoferregung ist aber nicht obligat (Abb. 88a). Erfolgen Vorhof- und Kammererregung gleichzeitig, dann fällt die negative P-Welle mit dem QRS-Komplex zusammen (Abb. 88c).

Kammerersatzrhythmen weisen Frequenzen zwischen 20 und 40/min auf. Die Morphologie der Haupt- und Nachschwankung ist ganz analog den Kammerextrasystolen schenkelblockartig. Hier wie dort gilt die Regel, daß rechtsventrikuläre Rhythmen (und Extrasystolen) linksschenkelblockartig, linksventrikuläre Rhythmen (und Extrasystolen) rechtsschenkelblockartig aussehen. Verzögert sich der Einsatz eines Ersatzrhythmus über viele Sekunden, so tritt im Rahmen dieser präautomatischen Pause ein Adams-Stokesscher Anfall auf.

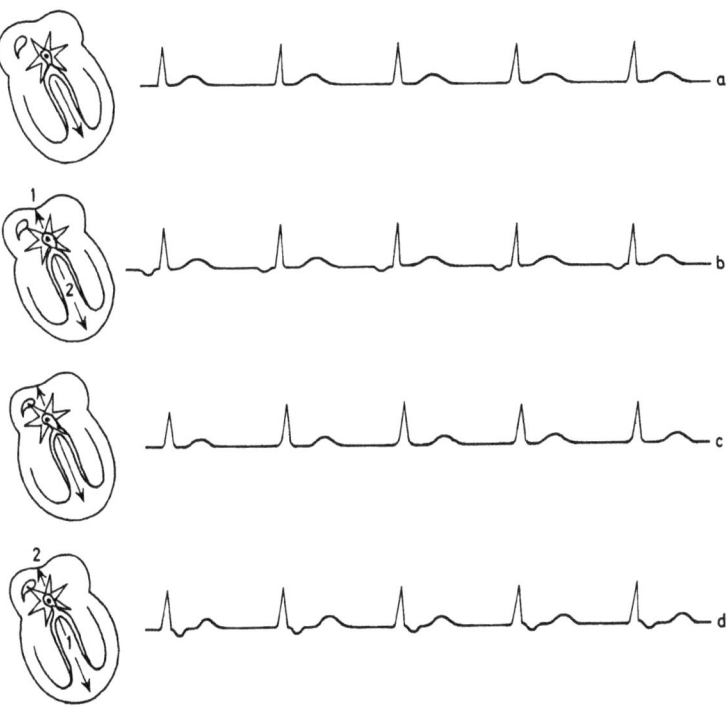

Abb. 88a–d. av-Knoten-Rhythmen. a) Ohne retrograde Erregung der Vorhöfe. b) Sogenannter oberer Knotenrhythmus, bei welchem die Vorhöfe (1) retrograd vor den Kammern (2) erregt werden. c) Sogenannter mittlerer Knotenrhythmus, bei welchem Vorhöfe und Kammern gleichzeitig erregt werden. d) Sogenannter unterer Knotenrhythmus, bei welchem die Kammern (1) vor den Vorhöfen (2) erregt werden

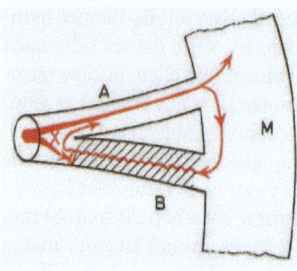

Abb. 89. Schema des Reentry-Mechanismus. Ursache: kreisende Erregung

Reentry-Mechanismen
Aktive heterotope Rhythmen. Sie sind prinzipiell entweder durch fokale Reize oder durch eine kreisende Erregung (reentry mechanisms) bedingt.

Störungen im Erregungsleitungssystem können nämlich auf dem Wege eines unidirektionalen Blockes mit Reentrymechanismus zu Extrasystolen oder Kammertachykardien führen. Es ist experimentell bewiesen worden, daß ein geschädigter Ast durch unidirektionalen Block eine rechtläufige Erregung zum Erlöschen bringen kann (Ast B in Abb. 89), während eine verzögerte retrograde Leitung noch möglich ist. Wird die Muskelfaser M über den Ast A erreicht, so ist eine rückläufige Leitung über B möglich, die bei einer genügend starken Verzögerung die Verzweigungsstelle X bereits außerhalb der Refraktärphase erreicht und zu einer erneuten Depolarisation von Leitungs- und Arbeitsmuskulatur führt (Extrasystole), die bei Fortbestand der kreisenden Erregung auch einen tachykarden Kammereigenrhythmus aufrechterhalten kann.

Paroxysmale Tachykardie
Die Diagnose einer *paroxysmalen Tachykardie* läßt sich dann stellen, wenn der schlagartige Beginn anamnestisch oder elektrokardiographisch sicher zu fixieren ist. Die Dauer eines solchen Anfalles kann sich von Sekunden über Minuten bis viele Tage erstrecken.

Je nach Reizursprung unterscheidet man supraventrikuläre und ventrikuläre paroxysmale Tachykardien, die in Analogie zu den Extrasystolen hauptsächlich durch die Form der Kammerkomplexe diagnostizierbar sind.

Supraventrikuläre Tachykardien
Supraventrikuläre Tachykardien haben eine Frequenz zwischen 120 und 250/min. Eine nähere Lokalisation des ektopischen Herdes im Vorhofbereich ist dann möglich, wenn eine sichere formale Differenzierung der P-Wellen im Anfall von den Vorhofwellen des Normalrhythmus gelingt. Bei der *paroxysmalen Sinustachykardie* sind die P-Wellen vor und im Anfall identisch. Bei der häufigeren *paroxysmalen Vorhoftachykardie* entspringt die Heterotopie in den kranialen Vorhofpartien, die P-Wellen sind positiv, aber deutlich deformiert. Bei der *paroxysmalen Knotentachykardie* (Fokus im His-Bündel) erkennt man in Analogie zu den Knotenrhythmen negative P-Wellen in Abl. II, III, aVF weniger als 0,12 sec vor oder unmittelbar nach den Kammerkomplexen, oder sie sind in diesen verborgen. Liegt die negative P-Welle jedoch mehr als 0,12 sec vor dem QRS-Komplex, so handelt es sich um eine *Sinuscoronarius-Tachykardie*.

Klinisch wichtig ist die Erkennung einer *paroxysmalen Vorhoftachykardie mit av-Block*, da sie meist Ausdruck einer Digitalisintoxikation mit Hypokaliämie ist (Abb. 90). Die Vorhoffrequenz liegt zwischen 120 und 280/min, die av-Blockierung kann erst- bis drittgradig sein. Bei totalem av-Block besteht meist ein rascher av-Knotenersatzrhythmus. Der Beginn derartiger Vorhoftachykardien ist oft nicht paroxysmal.

Hinter einem anfallsweisen Herzjagen verbirgt sich oft auch ein paroxysmales Vorhofflimmern oder -flattern.

Die prognostisch viel ernsteren *paroxysmalen Kammertachykardien* treten zum Unterschied vom supraventrikulären Herzjagen häufiger als extrasystolische (Gallavardin) (Abb. 91) denn als essentielle Form (Bouveret-Hoffmann) auf, d.h., sie beginnen und enden mit gehäuften, sich zu Salven steigernden ventrikulären Extrasystolen. Die Frequenz beträgt 150–250/min. Die Schlagfolge ist oft nicht ganz regelmäßig. Die Kammerkomplexe sind mitunter sehr polymorph (Kammeranarchie) und entsprechend dem ventrikulären Ursprung schenkelblockartig gestaltet. In Analogie zu den Kammerextrasystolen läßt sich aus ihrer Morphologie eine Seitenbestimmung des Fokus durchführen. Da eine retrograde Überleitung auf die Vorhöfe fast immer blockiert ist, erkennt man bei Sinusrhythmus der Vorhöfe ihre ungestörte Tätigkeit an den zu den Kammerkomplexen beziehungslos eingestreuten P-Wellen, die dann auch eine sichere Differenzierung von einer supraventrikulären Tachykardie mit zusätzlichem Schenkelblock erlauben. Kombinationsschläge kommen vor.   Ventrikuläre Tachykardien

Zur EKG-Differentialdiagnose supraventrikulärer Tachykardie mit schenkelblockähnlichem Bild der QRS-Komplexe (ventricular aberration) gegenüber Kammertachykardie wurden folgende Kriterien zugunsten des *supra*ventrikulären Tachykardieursprungs angegeben: Differentialdiagnose der supraventrikulären Tachykardie mit Block

Konstante P-QRS-Relation,

Rechtsschenkelblock von rsR'-Typ in V1,

im Vergleich zum Ruhe-EKG identische QRS-Komplexe oder identische Initialvektoren (0,04 sec),

Tachykardiebeginn mit extrasystolischer P-Welle.

Diese Differentialdiagnose hat ebenso therapeutische Konsequenzen wie jene des Vorhofflimmerns mit aberrierender Erregungsausbreitung

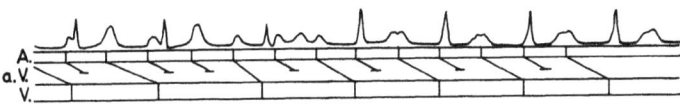

Abb. 90. Paroxysmale Vorhoftachykardie mit av-Block

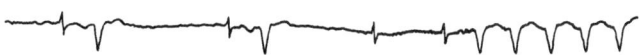

Abb. 91. Paroxysmale extrasystolische Kammertachykardie

Kammerflattern

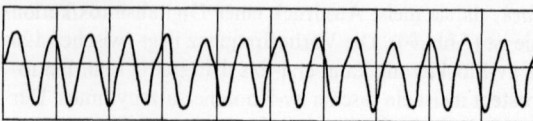

Abb. 92. Kammerflattern

Kammerflimmern

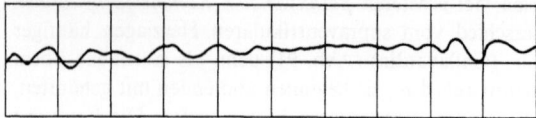

Abb. 93. Kammerflimmern

gegen eingestreute Extrasystolen. Jeweils im ersten Fall (aberrierende Erregungsausbreitung) ist eine zusätzliche Digitalisierung oft indiziert — im zweiten Fall (Kammerextrasystolen oder Tachykardie) unter Umständen aber lebensgefährlich.

Der Übergang von einer Kammertachykardie in *Kammerflattern* ist oft fließend. Dabei schlägt die Heterotopie eine noch raschere Frequenz (200–300/min) ein und die Stromkurve weist gleichmäßige, große Oszillationen (Haarnadelkurve) auf, bei denen man Haupt- und Nachschwankung nicht mehr unterscheiden kann (Abb. 92).

Das *Kammerflimmern* zeigt hingegen extrem rasche, in Frequenz, Form und Amplitude ständig wechselnde Potentialschwankungen, die keine hämodynamisch wirksame Herzkontraktionen mehr zulassen, so daß Bewußtlosigkeit eintritt: tachysystolische oder hyperdyname Form eines Adams-Stokes-Syndroms (Abb. 93).

12.6.4. Parasystolen (Pararhythmie)

Von einer *Pararhythmie* spricht man, wenn zwei oder mehrere Automatiezentren miteinander im Wettstreit liegen. Während wir bei den Extrasystolen von einer fixen Kupplung an die vorhergehende Normalerregung sprechen können (z.B. in Form eines Bigeminus, eines „Zwillingspulses"), wird bei der Pararhythmie unabhängig vom Sinusrhythmus ein zweiter Schrittmacher, der supraventrikulär oder ventrikulär gelegen ist, zeitweilig wirksam.

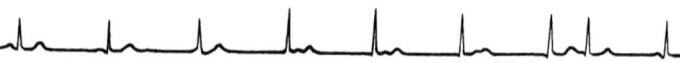

Abb. 94. Einfache av-Dissoziation

Die *einfache av-Dissoziation* (Abb. 94) kommt zustande, wenn — Einfache
ohne av-Überleitungsstörung — die Eigenfrequenz des Sinusknotens av-Dissoziation
z.B. als Folge einer Sinusarrhythmie kurzfristig unter die des av-Knotens
absinkt. Es kommt dabei zu einem Wechsel zwischen normal übergeleiteten Herzerregungen und einer Dissoziation von Vorhof- und ersatzgesteuerter Ventrikeltätigkeit. Die PQ-Zeit ist nicht konstant: neben normaler PQ-Dauer finden sich abnorm kurze Werte (nur scheinbare Überleitung), oder die P-Welle wird durch den QRS-Komplex überlagert oder folgt ihm nach.

Im Wesentlichen handelt es sich bei dieser Rhythmusstörung um einen intermittierenden av-Knotenrhythmus, der im Sinne einer passiven Heterotopie dann auftritt, wenn der Sinusrhythmus eine niedrigere Frequenz als die Eigenfrequenz des Knotenrhythmus erlangt.

Eine Sonderform der av-Dissoziation stellt die komplette oder *iso-* Komplette av-
rhythmische Dissoziation dar, wobei infolge nur geringgradig verschiede- Dissoziation
ner Sinus- und av-Frequenz Vorhöfe und Kammern über längere Zeit
dissoziiert schlagen. Sinusrhythmus und Knoteneigenrhythmus haben nicht selten eine Tendenz, sich stark anzugleichen (Synchronisation). Ortho- und retrograde Überleitungen wären dabei durchaus möglich, finden aber wegen des gerade vorliegenden Refraktärstadiums nicht statt.

Bei der av-Dissoziation mit Interferenz (Abb. 95) *(Interferenzdissozia-* Interferenz-
tion) handelt es sich um eine Doppelautomatie bei unvollständigem av- Dissoziation
Block, der eine gelegentliche orthograde, selten auch retrograde Überleitung zuläßt. Diese Pararhythmie kommt meist dann vor, wenn ein sekundäres oder tertiäres Automatiezentrum rascher „feuert" als der Sinusknoten und die av-Dissoziation vereinzelt oder wiederholt durch Überleitungen durchbrochen wird: Interferenz. Sie wird bei Digitalisintoxikation beobachtet. Das wesentliche differentialdiagnostische Merkmal dieser Pararhythmie ist der Nachweis eines Schutzblockes auf av-Ebene, der *eines* der beiden Automatiezentren beständig abschirmt und hier eine Erregungslöschung durch die Aktivität des konkurrierenden Zentrums verhindert.

Die Parasystolie (Abb. 96) ist eine seltene Form der *Pararhythmie,* Parasystolie
bei der zwei verschiedene Reizbildungszentren, ohne sich gegenseitig auszulöschen (beide schutzblockiert), kontinuierlich tätig bleiben. Die Kammern werden einerseits durch Sinusrhythmus oder Vorhofflimmern gesteuert, unterstehen aber auch einem zweiten langsameren parasystolischen Reizzentrum, das durch einen Eintrittsblock geschützt, einen konstanten und unzerstörbaren Eigenrhythmus entwickelt, jedoch nur dann die Schrittmacherfunktion ausüben kann und dann auch in der Stromkurve sichtbar wird, wenn seine Entladung außerhalb der Refraktärphase der Kammern erfolgt. Eine retrograde Aktivierung der Vorhöfe durch das Parazentrum findet nicht statt, so daß damit auch das supraventrikuläre Zentrum schutzblockiert ist. Wenn die Parasystolen nur unregelmäßig in die Kurve eingestreut sind, so zeigen sie eine ihrem Reizursprung entsprechende monotope Morphologie, aber stets wechselnde

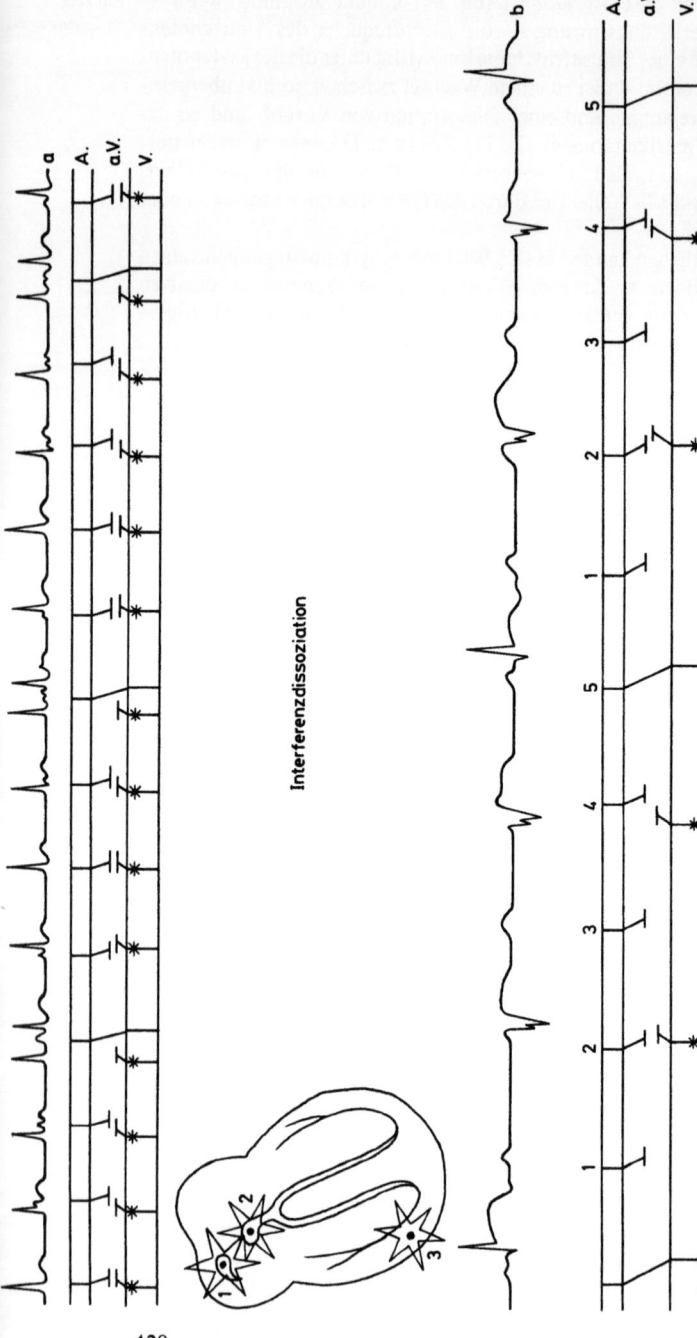

Abb. 95a, b. Interferenzdissoziation. a) Neben einem Sinusrhythmus der Vorhöfe (1) besteht ein rascherer His-Bündelrhythmus (2) der Kammern, der zu einer av-Dissoziation führt. Die QRS-Komplexe 5, 10, 16 sind supraventrikulärer Herkunft (Interferenz). Dadurch wird der Pararhythmus kurzfristig gestört (Parazentrum nicht schutzblockiert). Keine retrograde Leitung zu den Vorhöfen (Schutzblock). – Aktive Heterotopie. b) av-Block II° Typ 2 mit 5:1-Überleitung. Kammerersatzrhythmus aus einem rechtsventrikulären Zentrum (3), der zu einer av-Dissoziation führt. Jede Überleitung (Interferenz) stört vorübergehend den Pararhythmus. – Passive Heterotopie

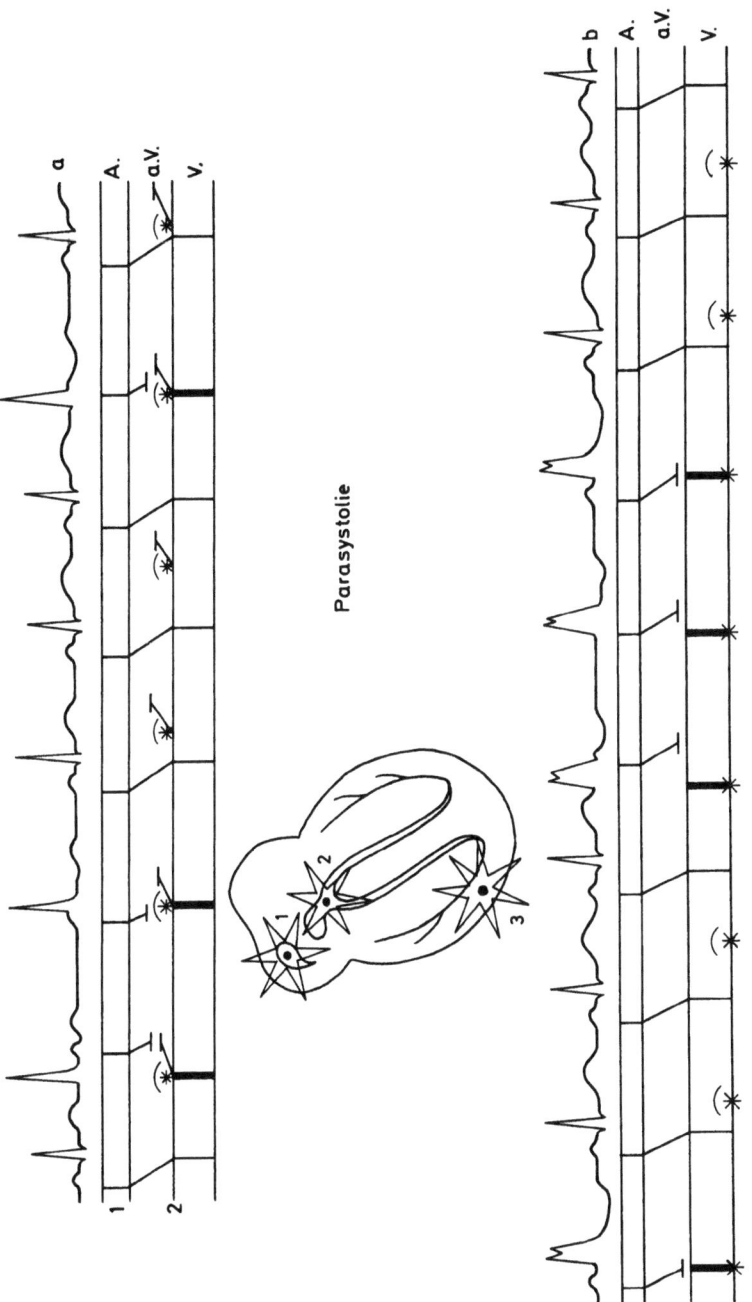

Abb. 96a, b. Parasystolie. a) Das Parasystoliezentrum liegt im av-Knoten (2). Es bildet einen av-Rhythmus, der intermittierend in den „falschen Extrasystolen" zum Vorschein kommt und nur dann stumm bleibt, wenn seine Aktion in die Refraktärphase nach einer vorhergehenden normalen Kammererregung fällt. Seine fortlaufende und ungestörte (schutzblockierte) Aktivität läßt sich mit Hilfe eines Stechzirkels nachweisen. Keine retrograde Vorhoferregung (retrograder Schutzblock auf av-Ebene). b) Parasystoliezentrum (3) in der Kammer

Abstände zu den vorangehenden überleitenden Kammerkomplexen (keine fixe Kupplung!) sowie konstant teilbare Intervalle.

Bei Patienten mit starrfrequentem elektrischem Schrittmacher ist eine Parasystolie relativ häufig zu beobachten, sofern kein totaler av-Block (mehr) besteht. Es konkurrieren zwei Erregungsformen miteinander: eine vom Sinusknoten (oder Vorhofflimmern) ausgehende und eine künstliche, die durch die Schrittmacherelektrode im Bereich einer Kammer induziert wird. Die Refraktärverhältnisse bestimmen, ob der natürliche oder der künstliche Reiz zur Erregungsausbreitung führt.

12.7. Häufigkeit der verschiedenen Arrhythmieformen

Nach einer Untersuchung von Katz (1963) an 6000 Patienten fanden sich folgende Arrhythmieformen: Sinusarrhythmie (fast 100%ig), Sinustachykardie (3000 auf 6000), Extrasystolie (2000 auf 6000), Vorhofflimmern (etwa 1500 auf 6000), Sinusbradykardie (etwa 1000 auf 6000), av-Block (etwa 800 auf 6000), seltenere Störungen (etwa 500 auf 6000), Vorhofflattern (etwa 100 auf 6000).

13. Das Schrittmacher-EKG

Der Impulsgenerator des artifiziellen Schrittmachers zeigt im EKG eine Strichform und eine Impulsdauer von 1,5 bis 2 m sec. Wenn dieser Impuls ineffektiv ist, so ist der „Strich" (Spike) von keinem Kammerkomplex gefolgt. Bei effektivem Schrittmacher-Impuls folgt auf den typischen „Strich" sofort eine schenkelblockartig deformierte QRS-Gruppe. Je nach der Lage der Reizelektroden ist die QRS-Gruppe links- oder rechtsschenkelblockartig deformiert. Bei den heute am meisten angewandten Schrittmachern wird der Reiz durch eine transvenöse in den rechten Ventrikel eingeführte Elektrode ausgelöst und verursacht deshalb eine linksschenkelblockähnliche QRS-Deformierung, wie bei einer Kammerautomatie, die eben ihren Reizursprung im rechten Ventrikel hat. Wenn die Reizelektrode transthorakal am linken Ventrikel fixiert ist, wie es am Anfang der Schrittmacher-Therapie bei den starrfrequenten Schrittmachern durch Aufnähen auf das Epikard des linken Herzens üblich war, dann ist die Erregung des linken Ventrikels rasch und die des rechten Ventrikels verlangsamt. Deshalb tritt im EKG im Anschluß an den Schrittmacher-Impuls eine rechtsschenkelblockähnliche QRS-Deformierung auf wie auch bei einer von der linken Kammer ausgehenden Kammerautomatie.

Es gibt vier Arten von Schrittmachern:
starrfrequente Schrittmacher,
Bedarfs- bzw. Demand-Schrittmacher,
  „R-Wellen inhibiert",
  „R-Wellen getriggert",
vorhofgesteuerte Schrittmacher,
bifokale Demand-Schrittmacher.

13.1. Starrfrequente Schrittmacher

Beim starrfrequenten Schrittmacher kann es durch allmähliche Erholung der normalen Sinusreizbildung und der av-Erregungsleitung zu einer Parasystolie kommen, d. h. zur Konkurrenz zwischen dem artifiziellen und dem physiologischen Schrittmacher im Sinusknoten. Ausnahmsweise gefährlich wird diese Situation, wenn der Schrittmacher-Impuls in die vulnerable Phase einer Spontanerregung (auf den ansteigenden Schenkel der T-Welle — s. Abb. 87c, S. 121) trifft. Dadurch können — allerdings selten — Kammertachykardien und Kammerflattern ausgelöst werden. Wenn die elektrische Stimulation zufällig in die

Zeit der physiologischen av-Überleitung fällt, kommt es zu einer sogenannten Kombinationssystole (Abb. 97).

13.2. Bedarfs- bzw. Demand-Schrittmacher

Ventrikelgesteuerte Bedarfsschrittmacher lösen nur dann eine Systole aus, wenn die Eigenfrequenz des Herzens unter einen Grenzwert (etwa 70) sinkt.

13.2.1. R-Wellen inhibiert

Beim R-Zacken blockierten (inhibierten) Schrittmacher werden die artifiziellen Impulse durch die „normalen" QRS-Komplexe ausgelöscht, sofern deren Eigenfrequenz höher ist als diejenige des elektrischen Schrittmachers. Der Demand-Schrittmacher tritt nur bei Bedarf in Aktion, d. h., wenn eine Sinuserregung nicht rechtzeitig in der Kammer ankommt (Abb. 97).

13.2.2. R-Wellen getriggert

Beim R-Zacken synchronisierten Schrittmacher wird mit jeder einfallenden R-Zacke über eine Triggereinheit ein Impuls an das Herz abgegeben. Wird von solchen Schrittmachern kein QRS-Signal empfangen, so stimulieren sie mit einer festen Frequenz.

13.3. Vorhofgesteuerter Schrittmacher

Ein vorhofgesteuerter Schrittmacher, der die Koordination von Vorhof- und Kammertätigkeit herstellt, wäre hämodynamisch besonders günstig, vor allem auch wegen der physiologischen Frequenzanpassung an körperliche Belastung. Er ist aber nur bei isolierten av-Überleitungsstörungen sinnvoll, also nicht bei gleichzeitigen sinuaurikulären Erregungsstörungen oder bei ektopischen Vorhoferregungen, z. B. Vorhofflimmern, wie sie bei älteren Patienten nicht selten vorkommen. (Ein Nachteil ist ihre technische Kompliziertheit und die Notwendigkeit einer Thorakotomie).

13.4. Bifokaler Demand-Schrittmacher

Beim bifokalen Demand-Schrittmacher liegt eine Reizelektrode im Vorhof und eine andere im Ventrikel. Bei Sinubradykardie, sinu-aurikulärem Block oder Sinusstillstand und erhaltener av-Überleitung wird

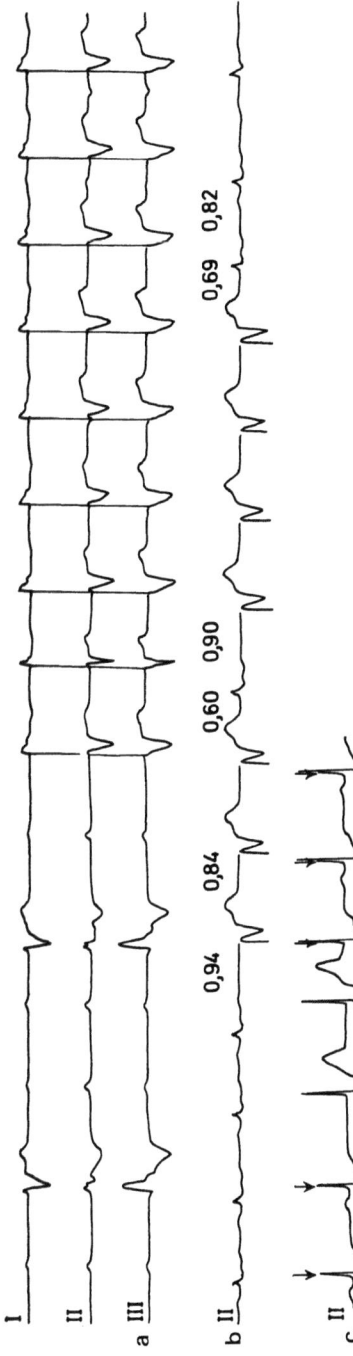

Abb. 97a–f. a) Starrfrequenter Schrittmacher, Einsatz wegen av-Block 3. Grades mit Kammerbradykardie. b) Inhibierende Demand-Schaltung. Die Stimulation ruht, bis durch Sinuserregungsausfall ein verlängertes Aktionsintervall von 0,94 sec entsteht. Kurzfristige Blockierung der Schrittmacherimpulse durch eine einzelne Spontanaktion, dann neuerliches Einspringen wegen Asystolie. c) QRS-synchronisierte Demand-Schaltung. Auf jede R-Zacke folgt ein Schrittmacherimpuls, der ineffektiv bleibt (↓). Während einer kurzen Sinuserregungsstörung Einspringen der Schrittmacherautomatie (↑). d) Bifokale Schrittmacherstimulation. Vorhöfe und Kammern folgen künstlichen Erregungen in natürlich angeglichener zeitlicher Folge. e) Vorhofgesteuerte Kammerstimulation. Der natürlichen Vorhoferregung folgen nach 0,14 sec Dauer Schrittmacherimpulse, die die Kammer aktivieren. f) Vorhofstimulation. Über eine atriale Elektrode werden Vorhoferregungen aktiviert, die auf die Kammern übergeleitet werden

nur der Vorhof stimuliert (Abb. 97). Besteht gleichzeitig ein av-Block so wird der Vorhof und nach einem vorgegebenen av-Intervall auch der Ventrikel stimuliert. Eine spontane Ventrikeldepolarisation unterbricht den fixen Stimulationsvorgang.

Beispiele zu den erwähnten Schrittmachertypen gibt die Abb. 97a–f.

13.5. Störungen nach Schrittmacherimplantation

13.5.1. Vollständiger Ausfall der Schrittmacherimpulse

In diesem Fall kommt es auch nicht zur Ausbildung der „Striche" (Spikes) im EKG. Die Ursache ist z. B. ein Bruch der Elektrode.

13.5.2. Normale Schrittmacherimpulse ohne Reizbeantwortung

Die Spikes werden nicht von einer schenkelblockartigen QRS-Konfiguration gefolgt. Dies kommt dadurch zustande, daß der Kontakt der Schrittmacherelektrode mit dem Endokard durch Dislokation der Elektrode unterbrochen ist, oder daß die Reizschwelle erhöht ist, was gelegentlich nach der Schrittmacher-Implantation vorkommt (Exit-Block).

13.5.3. Schrittmacher-Rasen

Das beginnende Versagen eines elektrischen Schrittmachers kann im EKG dadurch erkannt werden, daß plötzlich eine deutliche Abnahme oder Zunahme der Schrittmacher-Frequenz auftritt. Da die noch frequenten Schrittmacherimpulse eventuell zu den Kammern übergeleitet und von diesen beantwortet werden, findet sich im EKG eine hohe Kammerfrequenz, z. B. 150/min, was natürlich schwere hämodynamische Folgen haben kann. Als ungefährer Richtwert kann eine Zu- oder Abnahme der Schrittmacherfrequenz von etwa 5% des Einstellwertes angenommen werden. Derartige Frequenzänderungen sind Hinweise auf eine Erschöpfung der energetischen Versorgung des Schrittmachers, die zum Austausch Anlaß gibt.

14. Das EKG des Kindes

Von P. SCHUMACHER

Obwohl viele Faktoren, die in der elektrokardiographischen Diagnostik beim Erwachsenen berücksichtigt werden müssen (z. B. degenerative Vorgänge am Herzen, toxische Einflüsse durch Medikamente, Nicotin usw.) im Kindesalter praktisch keine Rolle spielen und somit scheinbar einfachere und unkompliziertere Verhältnisse vorliegen, bereitet die richtige Beurteilung kindlicher Herzstromkurven doch häufig auch dem Erfahrenen beträchtliche Schwierigkeiten. Die Gründe hierfür lassen sich in folgenden Punkten kurz zusammenfassen:

Der physiologischerweise in relativ kurzen Zeiträumen ablaufende *Wandel des elektrokardiographischen Gesamtbildes* macht eine genaue Kenntnis der für jede Altersstufe geltenden Norm erforderlich, wobei jedoch die Streubreite dieser als normal oder noch normal anzusprechenden Werte außerordentlich groß ist. *(Warum ist das kindliche EKG schwierig zu beurteilen?)*

Die kindliche Stromkurve zeigt *morphologische Eigenheiten,* welche dem vorwiegend in der Erwachsenen-Kardiologie tätigen Arzt oft zu wenig vertraut sind.

Extrakardiale Faktoren spielen im Kindesalter eine wesentlich größere Rolle als beim Erwachsenen, sie sind von Altersstufe zu Altersstufe verschieden und oft schwer zu differenzieren.

Die Aufzeichnung einwandfreier Stromkurven stößt besonders bei jüngeren Kindern häufig auf beträchtliche rein *technische Schwierigkeiten:* Artefakte durch Unruhe, Schreien, Verrutschen der Elektroden usw. müssen bei der Beurteilung in Betracht gezogen werden.

14.1. Der physiologische Wandel des elektrokardiographischen Gesamtbildes

14.1.1. Neugeborenenalter

Das fetale Herz gleicht einer in den großen Kreislauf eingeschalteten „Doppelpumpe". Die Versorgung der Aorta mit Blut erfolgt sowohl vom linken als auch — über die physiologischen Kurzschlüsse des Foramen ovale und Ductus Botalli — vom rechten Herzen zu annähernd gleichen Teilen. Dieses „Belastungsgleichgewicht" findet seinen anatomischen Ausdruck in einem für das Herz des Neugeborenen charakteristischen *Massengleichgewicht* der beiden Herzhälften. Das Muskelmassenverhältnis rechts:links beträgt beim Neugeborenen annähernd 1:1, beim Erwachsenen 1:2,6. Es ist somit beim Neugeborenen der rechte Ventrikel in seiner Relation zum linken mehr als doppelt so stark, als dies

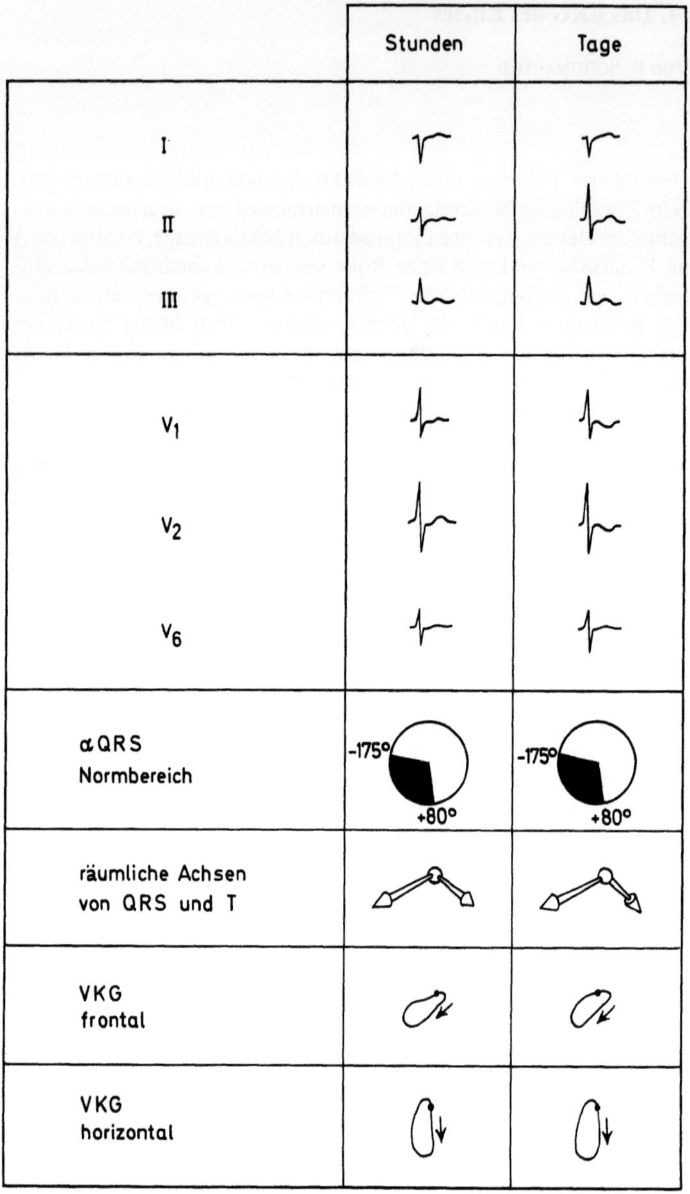

	Stunden	Tage
I		
II		
III		
V_1		
V_2		
V_6		
α QRS Normbereich	−175° / +80°	−175° / +80°
räumliche Achsen von QRS und T		
VKG frontal		
VKG horizontal		

a

Abb. 98a, b. Entwicklung des kindlichen EKG.

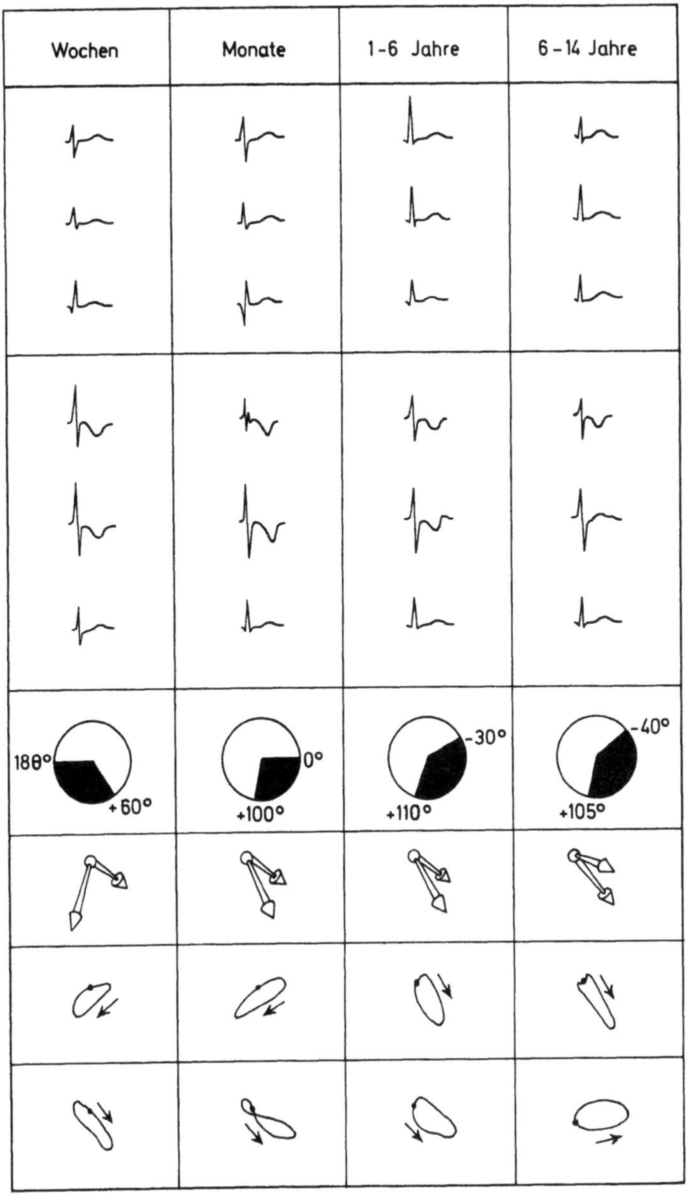

Wochen	Monate	1-6 Jahre	6-14 Jahre

b

Abb. 98 (Fortsetzung)

„Physio- beim Erwachsenen der Fall ist, so daß mit Recht von einer *„physiologi-*
logische *schen Rechtshypertrophie"* des Neugeborenen gesprochen werden kann.
Rechtshyper-
trophie" des Das EKG des Neugeborenen zeigt demgemäß physiologischerweise
Neugeborenen das Bild einer ausgeprägten Rechtshypertrophie mit meist beträchtlicher
Abdrehung der elektrischen Achse nach rechts (bis + 180°), tiefem S in
Ableitung I und aVL, hohem R in Ableitung III, aVF, meist auch in aVR.
In den Brustwandableitungen finden sich hohe positive Ausschläge über
dem rechten (R in V 3r, V 1, V 2), tiefe negative Zacken über dem linken
Präcordium (S in V 5, V 6).

Besonders eindrucksvoll zeigt sich das Überwiegen des rechten Ventrikels im Vektorkardiogramm (Abb. 98). Die Vektorschleife liegt beim Neugeborenen sowohl in der frontalen als auch in der horizontalen Projektion fast zur Gänze rechts vom Vektorausgangspunkt und verhält sich somit fast spiegelbildlich zu dem beim Erwachsenen gewohnten Bild. Die Betrachtung der Vektorschleife läßt auf den ersten Blick erkennen, daß der Großteil der Vektoren auf die rechtsliegenden Ableitungen (V 1, V 2, 3, aVR) zuläuft. Damit werden die hohen R-Zacken in diesen Ableitungen ebenso verständlich wie die tiefen S-Zacken in allen links vom Herzen angeordneten Ableitungen (V 5, V 6, I, aVL).

Die Drehrichtung der Vektorschleife zeigt in der horizontalen Projektion während der ersten Lebenswochen einen gegenüber der späteren Norm entgegengesetzten Umlaufsinn (siehe Pfeil in Abb. 98). Als Folge dieser andersartigen Drehrichtung des Vektors finden wir beim Neugeborenen physiologischerweise eine relative Verlängerung der QR-Zeit über der rechten Brustwand bei gleichzeitiger Verkürzung über der linken. Die im späteren Alter stets positive Differenzzahl QR V6 – QR V1 ist damit beim Neugeborenen in der Mehrzahl der Fälle negativ.

14.1.2. Säuglingsalter

Mit der einige Stunden bis Tage benötigenden Umstellung von der fetalen auf die postfetale Kreislaufsituation beginnt nun ein, wenn auch in seinem zeitlichen Ablauf weitgehend variabler, so doch annähernd gesetzmäßiger elektrokardiographischer Verlauf, welcher erst in der ausgereiften und nur mehr geringen Änderungen unterworfenen Stromkurve des Erwachsenen seinen Abschluß findet. Entsprechend den nunmehr völlig veränderten hämodynamischen Verhältnissen kommt es in den ersten Lebensmonaten zunächst zu einer weitgehenden strukturellen Umgestaltung des Herzens. In zunehmendem Maße gewinnt der
Rückbildung nunmehr allein den großen Kreislauf versorgende linke Ventrikel das
des Rechts- Übergewicht, während der rechte einer Art „physiologischer Atrophie"
überwiegens unterliegt.

Im EKG zeigt sich das allmähliche Erstarken des linken Ventrikels vor allem in den linken Brustwandableitungen. Das beim Neugeborenen zunächst noch kleine R in V 5, V 6 wird rasch größer, die S-Zacke etwa in gleichem Maße kleiner. Schon nach wenigen Monaten weichen die QRS-Komplexe in den linken Brustwandableitungen kaum mehr von dem auch im späteren Alter gewohnten Bild ab. In den rechten Brustwandableitungen (V 1, V 2) bilden sich die Zeichen des Rechtsüberwiegens zwar ebenfalls unverkennbar zurück (R wird allmählich kleiner, S wird tiefer), doch geht hier die Entwicklung bei weitem nicht so rasch vor sich wie in den links liegenden Ableitungen. Ein gegenüber der Erwachsenennorm relativ hohes R in V 1, V 2 bleibt während der ganzen Kindheit bestehen (Abb. 98).

14.1.3. Kleinkindalter

Mit Ende des ersten Lebensjahres ist in der Regel der rasche innere Strukturwandel des Herzens weitgehend abgeschlossen und das normale Massenverhältnis der Ventrikel, wenn auch nicht vollständig, so doch annähernd erreicht. Der weitere Verlauf ist nunmehr vorwiegend gekennzeichnet durch den *Einfluß wachstumsbedingter Lageänderungen des Herzens* im Thorax, wobei auch hier in verschiedenen Altersstufen unterschiedliche Faktoren wirksam werden.

Der relativ große Quer- und der geringe Vertikaldurchmesser des Thorax im Verein mit dem in diesem Alter physiologischen Zwerchfellhochstand bedingen in den ersten Lebensjahren eine ausgeprägte *anatomische Querlagerung* des Herzens. Gleichzeitig nimmt der rechte Ventrikel gegenüber den beim Erwachsenen anzutreffenden Verhältnissen einen weitaus größeren Teil der Vorderfläche des Herzens ein, so daß dieses im Uhrzeigersinn um seine Längsachse gedreht erscheint. Während die Horizontalstellung des Herzens beim Säugling durch die muskelmassenbedingten Besonderheiten des Vektorverlaufs elektrisch völlig ausgeglichen wird und aus dem EKG nicht ersichtlich ist, macht sich die Drehung um die Längsachse elektrokardiographisch in einer oft extrem tiefen und für das gesamte frühe Kindesalter als charakteristisch anzusprechenden *Q-Zacke in Ableitung III* bemerkbar. Eine Überschreitung der für den Erwachsenen als Grenzwert angegebenen 25% der R-Zacke ist für das frühinfantile Q III fast die Regel, es kann auch zur weitaus größten Zacke der gesamten QRS-Gruppe werden, ohne als pathologisch zu gelten. Tiefes Q_3

Mit der allmählichen Rückbildung der physiologischen Rechtshypertrophie kann im weiteren Verlauf auch die anatomische Querlagerung des Herzens im EKG ihren Ausdruck finden und gelegentlich differentialdiagnostische Schwierigkeiten bereiten. Während ein ausgesprochen linkstypisches EKG beim Säugling als pathologisch oder zumindest als schwerwiegender Hinweis auf einen krankhaften Prozeß im Herzen gewertet werden muß (z. B. angeborene Trikuspidalstenose), finden wir Achsenlagen unter 30° im 2. und 3. Lebensjahr nicht selten auch bei völlig herzgesunden Kindern. Je nach Überwiegen eines der beiden Lagefaktoren können beim Kleinkind somit alle Übergänge zwischen einem ausgeprägten R 1 S 3-Typ als Ausdruck der Querlagerung und einem auf die vorwiegende Drehung um die Längsachse zurückzuführenden S 1 Q 3-Typ angetroffen werden. Lage-Linkstyp beim Kleinkind

Über der Brustwand ist in den linken Ableitungen (V 5, V 6) R bereits dominant, während das für den Erwachsenen charakteristische überwiegende S über der rechten Brustwand in der Regel noch nicht so deutlich ausgeprägt ist.

14.1.4. Schulalter

Das mit dem 4. bis 6. Lebensjahr einsetzende vermehrte Längenwachstum des Kindes, verbunden mit einer beträchtlichen Zunahme des vertikalen Thoraxdurchmessers, führt im Schulalter gewissermaßen zu einer Streckung des gesamten Mediastinums und damit zu einer Drehung des Herzens um die Sagittalachse nach rechts bei allmählicher Ausgleichung der Rotation um die Längsachse. Die resultierende anatomische wie elektrische Steilstellung des Herzens bedingt den für das EKG des älteren Kindes und Jugendlichen kennzeichnenden r 1R3- bis S 1R3-Typ. Die elektrische Position ist vertikal (rS in aVL, qR in aVF) bis semivertikal, in den Brustwandableitungen ist das S über dem rechten Präcordium bereits dominant, die R-Zacke jedoch häufig noch höher, als es der Erwachsenen-Norm entsprechen würde.

Tabelle 6. Vereinfachte obere Grenzwerte des kindlichen EKG in den verschiedenen Altersstufen

	Säugling	Kleinkind	Schulkind
P-Dauer:	0,07 sec	0,08 sec	0,09 sec
P-Höhe:	2,5 mm	3 mm	3 mm
av-Intervall:	0,15 sec	0,17 sec	0,19 sec
QRS-Dauer:	0,07 sec	0,08 sec	0,09 sec

Neben dem typenmäßigen Verhalten der kindlichen Stromkurve zeigen auch die elektrokardiographischen *Zeitwerte* einen charakteristischen Verlauf. In Tabelle 6 sind die wichtigsten oberen Grenzwerte für die verschiedenen Altersstufen in etwas vereinfachter Form angegeben. Für besonders gelagerte Fälle sind die genauen für jedes Alter gültigen Normbereiche den zahlreichen statistischen Tabellen der Fachliteratur zu entnehmen. Für die Bedürfnisse der täglichen Praxis ist die Einprägung einiger weniger vereinfachter Maximalwerte sicherlich ausreichend und zweckmäßiger.

14.2. Morphologische Besonderheiten der kindlichen Stromkurve

P-Zacke: Abgesehen von einer im wesentlichen durch extrakardiale Faktoren bedingten und noch zu besprechenden großen Formlabilität weicht das Verhalten der P-Zacke im Kindesalter nur unwesentlich von jenem beim Erwachsenen ab. Charakteristisch für das EKG des *Neugeborenen* ist eine in einem hohen Prozentsatz der Fälle zu beobachtende Erhöhung und Zuspitzung der P-Zacke, besonders in Ableitung II und III („P dextrocardiale"). Sie beruht wahrscheinlich auf einer im Rahmen der Anpassung an die postfetalen Kreislaufverhältnisse auftretenden vorübergehenden Überlastung des rechten Herzens und bildet sich in wenigen Tagen wieder zurück.

Anlaß zu Fehldeutungen gibt nicht selten die besonders im Schulalter häufig anzutreffende *Negativität der P-Zacke in Ableitung III,* ein Befund, welcher um so auffallender ist, als entsprechend dem Steiltyp des älteren Kindes die dazugehörige QRS-Gruppe vorwiegend nach aufwärts gerichtet ist, also diskordant zur P-Zacke verläuft. Die Ursache dieser beim herzgesunden Erwachsenen kaum zu beobachtenden Abweichung des P-Vektors von der QRS-Achse dürfte in einem tieferen Reizursprung in den schwanznahen Anteilen des Sinusknotens zu suchen sein, wodurch die Erregungsausbreitung in den Vorhöfen einen mehr horizontalen, ja sogar von unten nach oben gerichteten Verlauf nehmen kann. Der Befund darf nicht als pathologisch gewertet werden. Zur Annahme eines av-Rhythmus müßte eine gleichzeitige signifikante Verkürzung des av-Intervalls gefordert werden. Negatives P_3

Das *av-Intervall* (PQ- bzw. PR-Dauer) des Kindes ist naturgemäß kürzer als beim Erwachsenen und zeigt einen annähernd kontinuierlichen Anstieg von der Geburt bis zur Pubertät (obere Grenzwerte siehe Tabelle 6). Wichtig ist zu wissen, daß Werte unter 0,1 sec beim Säugling und jüngeren Kleinkind durchaus im Bereiche der Norm liegen und nicht, wie dies beim Erwachsenen der Fall wäre, auf einen ektopischen Reizursprung oder eine pathologische verkürzte Überleitung hindeuten. PQ-Dauer unter 0,1 Sek.

QRS-Gruppe: Neben den bei der Besprechung des typenmäßigen Verlaufes bereits erwähnten Besonderheiten des Verhältnisses der einzelnen Zacken zueinander sind noch einige weitere, dem Kindesalter eigene Charakteristika der QRS-Gruppe erwähnenswert: Die *Amplituden* der einzelnen Ausschläge in den Extremitätenableitungen sind beim Säugling häufig kleiner als im späteren Alter, bereits beim Kleinkind jedoch in der Regel die auch für den Erwachsenen als normal geltenden Werte annähernd erreicht. Anders liegen die Verhältnisse in den Brustwandableitungen, wo entsprechend der dünneren Thoraxwand des Kindes und dem engeren Anliegen des Herzens beträchtlich höhere Ausschläge registriert werden, als später beim Erwachsenen. Besonders links parasternal finden sich häufig Amplituden von mehreren mV, eine Tatsache, welche nicht zur voreiligen Annahme einer Kammerhypertrophie verleiten darf. Hohe QRS-Amplituden in den Brustwandableitungen

(Es kann im Rahmen dieser kurzen Einführung auf die im Kindesalter oft besonders schwierige elektrokardiographische Hypertrophiediagnose nicht näher eingegangen werden. Es sei jedoch erwähnt, daß die verschiedenen aus den Zackengrößen errechneten Indices beim Kind gar nicht, oder nur in beträchtlich modifizierter Form Verwendung finden können.)

Die Form der QRS-Gruppe ist im Kindesalter in der Regel schlank, Knotungen und Splitterungen sind allerdings häufig und haben die gleiche Bedeutung wie beim Erwachsenen. Besondere differentialdiagnostische Schwierigkeiten macht die beim Kind häufig anzutreffende M-förmige Aufsplitterung der QRS-Gruppe in den rechten Brustwand- RR'-Konfiguration über der rechten Brustwand ableitungen (V 3r, V 1, V 2), ein Befund, für welchen auch heute noch ganz allgemein die Bezeichnung *„inkompletter Rechtsschenkelblock"* gebräuchlich ist, obwohl eine Leitungsverzögerung im rechten Kammerschenkel nur eine der möglichen Ursachen darstellt. Ein RR'-Komplex über der rechten Brustwand kann zwar beim Kind einen Hinweis auf eine bestehende Rechtshypertrophie oder Rechtsüberlastung darstellen, er kann im Verlaufe einer Myokarditis auftreten und hier unter Umständen das einzige elektrokardiographische Zeichen der Erkrankung sein. Er kann bei bestehender Trichterbrust die extreme Rotation des Herzens anzeigen, er stellt aber bei weitaus der Mehrzahl der Fälle eine harmlose, für das Kindesalter geradezu charakteristisch anzusehende, diagnostisch und prognostisch bedeutungslose Variante des Vektorverlaufs dar. Praktisch alle für den Erwachsenen aufgestellten Kriterien zur Differentialdiagnose dieser auch als „Physiologischer Rechtsschenkelblock" bezeichneten Veränderung von den als pathologisch zu wertenden Formen lassen im Kindesalter im Stich, eine einigermaßen fundierte Unterscheidung läßt sich hier nur durch sorgfältige Berücksichtigung des gesamten elektrokardiographischen (z.B. weitere Hypertrophiezeichen, auf Myokarditis hinweisende gleichzeitige PQ-Verlängerung usw.) und klinischen Bildes treffen. Ganz allgemein kann festgestellt werden, daß die Aufdeckung einer der pathologischen Ursachen im Kindesalter eher eine Ausnahme als die Regel darstellt. Ängstlichkeit bei der Befundung ist sicher nicht am Platze. Völlig verfehlt wäre es, bei Fehlen sonstiger krankhafter Befunde den Eltern oder dem Patienten gegenüber die elektrokardiographische Veränderung zu erwähnen. Grundlose und für das Kind nur nachteilige Folgen nach sich ziehende Besorgnis der Eltern wäre das Ergebnis. Auch bei der schriftlichen Befundung sollte der Begriff „inkompletter Rechtsschenkelblock" lediglich den sicher pathologischen Formen vorbehalten bleiben und ansonsten eher unverbindlich von einer RR'-Konfiguration oder M-Form der QRS-Gruppe über dem rechten Präkordium gesprochen werden.

ST-Verlagerung

ST-Strecke: Abgesehen von einer in den ersten 3 bis 4 Lebenswochen häufig zu beobachtenden und nicht als pathologisch zu wertenden Hebung über die Null-Linie, zeigen die ST-Strecken keine für das Kindesalter charakteristischen Veränderungen. Abweichungen von mehr als 0,1 mV von der isoelektrischen Linie liegen auch beim Kind nicht mehr im Bereiche der Norm, wenn auch, wie später noch auszuführen sein wird, die außerordentlich vielgestaltigen Ursachen prozentual anders gelagert sind, als beim älteren Menschen.

Negatives T über der rechten Brustwand

T-Welle: Wohl die größten Unterschiede zur Stromkurve des Erwachsenen zeigen die kindlichen T-Wellen. Ihr charakteristisches Verhalten in den Brustwandableitungen gestattet in der Regel bereits auf den ersten Blick, eine infantile Stromkurve als solche zu erkennen. Wer um diese Besonderheiten nicht weiß, kommt zu schwerwiegenden Fehlbeurteilungen.

Der räumliche T-Vektor ist aus bisher nicht geklärten Gründen im Kindesalter nach links rückwärts gerichtet und rotiert erst allmählich in seine später normale Lage nach links vorne unten (Abb. 98).

Abweichend vom Erwachsenen ist beim Kind daher die T-Welle über einem Großteil der Brustwand *negativ*. Erst im Laufe der Entwicklung rückt die Negativität allmählich nach rechts und kann über der rechten Brustwand (V 3r, V 1) eventuell bis in die Adoleszenz erhalten bleiben. Eine Sonderstellung nehmen allerdings die T-Wellen des Neugeborenen ein, welche (vermutlich infolge einer vorübergehenden Drucksteigerung im rechten Herzen) über der rechten Brustwand positiv, links isoelektrisch bis negativ sein können. Dieses auch als „physiologischer Myokardschaden des Neugeborenen" bezeichnete Verhalten äußert sich auch in den Extremitätenableitungen in einer allgemeinen Abflachung bis Inversion der T-Wellen und ist als Zeichen der Adaptation an die, gegenüber der Fetalzeit nunmehr völlig veränderten hämodynamischen Verhältnisse zu werten. Spätestens mit Ende der ersten Lebenswoche ist diese Phase der Anpassung jedoch überwunden, und während des gesamten Kindesalters bis zum 10. bis 12. Jahr müssen positive T-Wellen über dem rechten Präcordium im Sinne einer Repolarisationsstörung gewertet werden.

Tabelle 7. Verhalten der T-Wellen in den Brustwandableitungen beim Kind
Die Zahlen geben das jeweilige Alter an, bis zu welchem negative oder diphasische T-Wellen in den einzelnen Ableitungen noch als normal anzusprechen sind (modifiziert nach R. F. Ziegler)

	T negativ	T diphasisch
V 1	normal bis ins Adoleszentenalter	
V 2	bis 12 Jahre	bis 16 Jahre
V 3	bis 10 Jahre	bis 15 Jahre
V 4	bis 5 Jahre	bis 11 Jahre
V 5	bis 15 Std	bis 14 Std
V 6	bis 8 Std	bis 24 Std

Über die mit zunehmendem Alter vor sich gehende Rechtsverlagerung der T-Negativität unterrichtet die folgende Tabelle 7, welche das jeweilige Grenzalter, bis zu welchem eine negative oder diphasische T-Welle noch als normal anzusprechen ist, angibt.

Neben der Richtung weicht auch die Form der kindlichen Nachschwankung über der rechten Brustwand oftmals beträchtlich von dem beim Erwachsenen gewohnten Bild ab. Besonders häufig findet sich eine aus einer gesenkten, nach oben konvex verlaufenden ST-Strecke hervorgehende präterminal negative T-Welle, welche in einer oftmals nur angedeuteten terminal positiven Phase endet. Diese für das kindliche EKG geradezu typische, daher auch als „T-infantile" bezeichnete Form der „T-infantile" Nachschwankung stellt einen durchaus normalen Befund dar und darf trotz ihrer offensichtlichen Ähnlichkeit mit der beschriebenen „Hyper-

trophieform" bzw. der „roller-coaster"-Kurve nicht als Zeichen einer
Hypertrophie oder rechtsventrikulären Repolarisationsstörung gewertet
werden.

Vorwiegend in der Übergangszone finden sich häufig auch ausgeprägt
diphasische T-Wellen, welche geradezu bizarre Formen annehmen können. Auch zweigipflige Formen gehören hier durchaus zum normalen
Bild.

Neben den T-Veränderungen in den Brustwandableitungen gibt auch
das Verhalten der T-Wellen in Ableitung III nicht selten Anlaß zu Fehldeutungen. Während wir beim Erwachsenen ein negatives T3 nur beim
Linkstyp mit konkordant negativer Hauptschwankung in Ableitung III

Negatives T_3 zu sehen gewohnt sind, finden wir ein negatives T3 im Kindesalter häufig auch beim Steil- oder Rechstyp. Diese auf den ersten Blick pathologisch anmutende Diskordanz der Nachschwankung zur QRS-Gruppe ist
diagnostisch bedeutungslos, solange nicht auch in den übrigen Ableitungen eine Störung der Repolarisation erkennbar wird. Auch bei der Beurteilung der so häufigen „unspezifischen" Nachschwankungsveränderungen (z.B. allgemeiner T-Abflachung, ST-Senkung usw.) ist der besonderen Physiologie und Pathologie des Kindesalters Rechnung zu tragen.
Während mit zunehmendem Alter chronisch degenerative Vorgänge und
Durchblutungsstörungen in den Vordergrund treten, sind es im Kindesalter — abgesehen von den zahlreichen extrakardialen Einflüssen — vorwiegend akute, meist rasch reversible, oft pathologisch-anatomisch gar
nicht erfaßbare Veränderungen des Herzmuskels oder auch nur seines
elektrischen Verhaltens. Es wäre völlig falsch, auf Grund eines einmal
erhobenen pathologisch erscheinenden Befundes ein Kind zum dauernden Träger eines „Myokardschadens" zu machen und damit den gerade
für das Kind so folgenschweren Circulus vitiosus von Überbefürsorgung
— körperlicher Schonung, Krankheitsbewußtsein — in Gang zu bringen.

14.3. Einflüsse extrakardialer Faktoren

Beeinflussung der Stromkurve durch außerhalb des Herzens liegende
Wirkungsmechanismen spielen während des ganzen Lebens eine größere Rolle als gemeinhin angenommen wird. (Siehe: Differentialdiagnose
der Nachschwankungsveränderungen!) Ganz besonders gilt dies für das
Kindesalter. Die Dynamik der Entwicklung mit ihren zahlreichen, durchaus nicht immer harmonisch ablaufenden Wachstumsvorgängen und reifenden Organfunktionen bedingt immer neue Störungen des allgemeinen Gleichgewichts, welche auch das EKG in oft schwer zu deutender
Weise beeinflussen. Hier soll lediglich ein Hinweis auf deren große Bedeutung gerade im Kindesalter und auf die daraus resultierenden Möglichkeiten von Fehlbeurteilungen kindlicher Stromkurven gegeben werden.

Beim Säugling mit seinem noch *labilen Stoffwechsel und Ionenhaushalt* sind es vorwiegend Einflüsse dieser Seite, welche das EKG oftmals beträchtlich verändern. Schon relativ geringfügige Ernährungsstörungen, Durchfall, Erbrechen usw. führen rasch zu pH- und Elektrolytverschiebungen. Abflachungen der T-Welle, Verlagerungen der ST-Strecke, eventuell Deutlicherwerden der U-Welle (Hypokaliämie), QT-Verlängerung (Hypokalzämie) usw. sind die Folge.

Stoffwechsel-Labilität des Säuglings

Beim Kleinkind stehen die bereits erwähnten *wachstumsbedingten Lageveränderungen der Thoraxorgane* zueinander im Vordergrund. Es kommen aber auch schon *psychische Faktoren* hinzu, deren Bedeutung nur zu leicht unterschätzt wird. Allein die verständliche *Angst* des Kindes vor der Untersuchungssituation, dem Aufnahmeapparat, der ungewohnten Umgebung, ist in der Lage, ein schwer pathologisches EKG mit ST-Senkungen und T-Abflachungen vorzutäuschen und erst eine Kontrolle in psychischer Ruhe oder im Schlaf deckt dann den wahren Sachverhalt auf.

„Angst-EKG" beim Kleinkind

Zwei wichtige Lehren für die kindliche Elektrokardiographie lassen sich aus dieser Tatsache ableiten:

1. Die Aufnahme eines verwertbaren EKG beim Kind erfordert Zeit und Geduld. Das Kind muß Gelegenheit haben, sich an die beängstigende Situation des ärztlichen Sprechzimmers oder EKG-Laboratoriums zu gewöhnen, die Aufnahme des Streifens sollte zum Spiel statt zur Prozedur werden.

2. Der die Stromkurve befundene Arzt sollte bei der Aufnahme nach Möglichkeit selbst anwesend sein, da er nur so die psychische Reaktion des Kindes in der Beurteilung entsprechend berücksichtigen und sich und den Patienten vor folgenschweren Irrtümern bewahren kann.

Das Schulalter — und hier besonders die Präpubertät und Pubertät — ist neben dem rein körperlichen Gestaltwechsel des Kindes durch eine gewaltige *Umstellung des endokrinen und neurovegetativen Systems* gekennzeichnet. Nur selten geht diese Übergangsphase ohne Störungen vor sich, und zahlreiche überschießende inadäquate Reaktionen können auch im EKG ihren Niederschlag finden. Auch hier sind es vorwiegend die Nachschwankungen, welche charakteristische, aber unspezifische Veränderungen erleiden. Fast jedes Kind zeigt während der Phase des raschen Längenwachstums eine mehr oder weniger ausgeprägte *orthostatische Kreislaufregulationsstörung,* die auch noch sofort nach dem Hinlegen im EKG durch ST-Senkungen, T-Abflachungen bis T-Inversionen nachweisbar sein kann und eine primär kardiale Störung vortäuscht. In jedem derartigen Fall sollte daher eine komplette Kreislauffunktionsprüfung mit Ruhe-, Steh- und Belastungs-EKG durchgeführt werden. Die Labilität dieser Altersstufe zeigt sich auch in großen *tageszeitlichen Schwankungen.* Nicht selten kann bei demselben Patienten an verschiedenen Tagen oder zu verschiedenen Tageszeiten ein weitgehend unterschiedlicher Befund erhoben werden.

Orthostasesyndrom

Tagesschwankungen

Die Erregungsausbreitung in den Vorhöfen scheint in besonderem Maße von neurovegetativen Einflüssen abhängig zu sein. Es kann somit nicht verwundern, daß die speziell für die Präpubertät und Pubertät kennzeichnende Labilität des vegetativen Systems auch hier in einer entsprechenden *Formlabilität der P-Zacke* ihren Ausdruck findet. Zu- oder Abnahme der Amplitude, Doppelgipfligkeit oder Verbreiterung der P-Zacke in einer oder mehreren Ableitungen kann oftmals in raschem Wechsel beobachtet werden und darf, bei Fehlen sonstiger pathologischer Symptome, nicht a priori als krankhaft gewertet werden.

<small>Formlabilität der P-Zacke</small>

Die beim Kind häufige Negativität der P-Zacke in Ableitung III wurde bereits erwähnt. Zusätzlich findet man mit einem Häufigkeitsmaximum in der Präpubertät und Pubertät nicht selten einen allmählichen oder auch sprunghaften Richtungswechsel der P-Zacke in Ableitung III (etwas weniger ausgeprägt auch in Ableitung II), bei gleichbleibendem oder sich nur unwesentlich veränderndem av-Intervall. Es handelt sich um ein *Wandern des Schrittmachers* innerhalb des, anatomisch ja meist langgestreckten und weit nach abwärts reichenden Sinusknotens. Auch diese Veränderung ist harmlos und zeigt lediglich die bestehende vegetative Labilität an.

<small>Häufigkeit vegetativ bedingter EKG-Veränderungen in der Präpubertät und Pubertät</small>

Die Liste der im Präpubertäts- und Pubertätsalter immer wieder anzutreffenden rein funktionell-vegetativ bedingten EKG-Veränderungen könnte fast beliebig verändert werden. Vorhofextrasystolen, partieller av-Block, av-Rhythmus, av-Dissoziation usw. können auftreten und oftmals beträchtliche diagnostische Schwierigkeiten verursachen. Grundsätzlich muß auch hier die Forderung aufgestellt werden, daß in jedem Falle das klinische Bild ausschlaggebend sein muß und eine auf das Herz bezogene Diagnose niemals allein auf Grund des EKG-Befundes gestellt werden darf. Gerade das Beispiel der fast als physiologisch zu bezeichnenden vegetativen Labilität des älteren Kindes zeigt die große Verantwortung, welche hier auf den Schultern des Arztes lastet: Die Myokarditis, welche elektrokardiographisch völlig identische Bilder verursacht, würde ebenso wie eine infektiös-toxische Herzmuskelfunktionsstörung (um nur die wichtigsten Differentialdiagnosen zu nennen) körperliche Ruhe mit Verbot von Turnen, Laufen, Sport usw. erfordern, während bei einem Kind mit einer Störung des vegetativen Gleichgewichts und der peripheren Regulationen gerade eine gewisse körperliche Ertüchtigung indiziert wäre und Schonungsmaßnahmen zu einer Verschlechterung führen. Die oft geübte Praxis, bei unsicheren EKG-Befunden lieber die ungünstigere Möglichkeit anzunehmen und „sicherheitshalber" körperliche Schonung zu verordnen, mag beim Erwachsenen gelegentlich ihre Berechtigung haben, für das Kind bedeutet der Verzicht auf Turnen, Sport und Spiel eine schwerwiegende Beeinträchtigung seiner körperlichen und psychischen Entwicklungsmöglichkeiten.

14.4. Technische Schwierigkeiten

Neben den erwähnten funktionellen Einflüssen auf das EKG können im Säuglings- und Kindesalter die erschwerten Aufnahmebedingungen Veränderungen der Stromkurve verursachen, die zu Irrtümern führen. Die durch *körperliche Unruhe* hervorgerufenen Kurvenverzitterungen und Schwankungen der isoelektrischen Linie werden als bekannt vorausgesetzt. Neben viel Geduld und freundlichem Zureden helfen die Milchflasche, ein Schnuller, Verdunkelung des Zimmers oder Haltenlassen durch die Mutter oft sehr zur Beruhigung des Kindes mit, gelegentlich gelingt es allerdings erst nach Verabreichung eines kräftigen Sedativums (z. B. Chloralhydrat rektal, Nembutalsuppositorien usw.) eine einigermaßen verwertbare Stromkurve zu erhalten. *Forciertes Schreien* verursacht (abgesehen von den Muskelverzitterungen) Lageveränderungen des Herzens im Thorax, sowie nicht selten das Auftreten eines RR'-Komplexes über der rechten Brustwand. Auch Aufstoßen, Schlucken und insbesondere der bei Säuglingen häufige *Singultus* erzeugen im EKG Verzerrungen und Zackenbildungen, welche zu Verwechslungen mit Extrasystolen führen können.

Von besonderer Wichtigkeit in der Elektrokardiographie des gesamten Kindesalters sind die Brustwandableitungen, welche die tatsächlich am Herzen ablaufenden elektrischen Vorgänge viel deutlicher wiedergeben, als die durch extrakardiale Faktoren stärker beeinflußten Extremitätenableitungen. Voraussetzung für ihre diagnostische Verwertbarkeit ist allerdings eine exakte und den anatomischen Verhältnissen des Kindes angepaßte Aufnahmetechnik.

Die beim Erwachsenen üblichen Elektroden können bestenfalls noch im Schulalter Verwendung finden, bei jüngeren Kindern würden sie zu große Teile des Herzens erfassen und unklare Summationsbilder liefern.

Bewährt haben sich hier eigens für Säuglinge und Kleinkinder entwickelte Saugelektroden mit einem Kopfdurchmesser von ca. 1 cm, wobei — um Kippbewegungen der Elektroden zu vermeiden — der Steckeranschluß nicht direkt an der Elektrode, sondern an einem ca. 15 cm langen Zwischenkabel erfolgt. Auch einfache EEG-Elektroden können Verwendung finden, müssen allerdings mit Heftpflaster befestigt werden. Für nicht simultan registrierende Geräte genügt notfalls auch eine einfache Tastelektrode mit nicht zu großem Kopf.

Die Ableitungspunkte der einzelnen Elektroden entsprechen beim älteren Kind denen des Erwachsenen. Beim Säugling mit seinem hohen Zwerchfellstand und geringen vertikalen Thoraxdurchmesser liegt das Herz etwas höher, man muß daher die Ableitungen V 4 bis V 6 im IV. statt im V. ICR anlegen.

Die Kleinheit des kindlichen Herzens bringt es mit sich, daß schon geringe Lageveränderungen der einzelnen Elektroden beträchtliche Veränderungen des elektrokardiographischen Bildes ergeben. Bei den im Kindesalter so außerordentlich wichtigen Längsschnittbeobachtungen mit zahlreichen Kontrollen ist auch darauf Bedacht zu nehmen, da scheinbar während des Verlaufes auftretende Veränderungen (z. B. der QRS-Amplituden) durch oftmals nur unwesentlich abweichende Elektrodenlage bedingt sein können.

Besonderes Augenmerk ist auf die sparsame und nur auf die Anlagestelle der Elektrode beschränkte Verwendung von Elektrodenpaste zu richten. Die geringen Abstände zwischen den einzelnen Ableitungspunkten begünstigen eine elektrische Kurzschlußbildung, welche ein völlig verzerrtes Brustwand-EKG ergeben würde.

15. Zur Technik des EKG-Schreibens

Von Ing. WOLFGANG NEWESELY

Die folgende kurze Anleitung zur störungsfreien Registrierung von Elektrokardiogrammen geht von der Voraussetzung aus, daß der EKG-Apparat selbst in Ordnung ist, und daß auch die Kabel, mit denen der Patient an den Apparat angeschlossen ist, einwandfrei abgeschirmt sind. Es wird hier also nur von Störungen gesprochen, die durch mangelhafte Bedienung verursacht werden.

Schwierigkeiten bei der Registrierung einer Stromkurve verursachen:
Die Wechselstromstörungen.
Die wandernde Null-Linie.
Die Verzitterung der Kurve.

Wechselstromstörungen entfallen bei batteriebetriebenen EKG-Geräten. Weder Erdleitung noch Ladegerät dürfen mit dem EKG-Apparat in Verbindung stehen. Das bloße Anschalten des Ladegerätes ist nicht genug. Stecker abziehen!

Die Ursache von Wechselstromstörungen sind Spannungsabfälle, die sich beim Fluß der kapazitiv eingestreuten Wechselspannungen von den Elektroden auf dem Wege zur Erde an der Haut des Patienten aufbauen. Unterbrechung des Erdanschlusses verhindert sie. Zwar sind auch beim batteriebetriebenen EKG-Apparat die Elektroden der kapazitiven Störbeeinflussung ausgesetzt, werden aber ausgeglichen, da auch der Apparat dieselben Wechselstromimpulse aufnimmt.

Unser Lichtnetz führt meistens Wechselstrom mit einer Spannung von 220 Volt. Die Aktionsspannungen des Herzmuskels bewegen sich aber maximal um Werte von etwa 2 Millivolt. Wir müssen uns also vor der 100000fachen „Übermacht" in acht nehmen. Um für den „technischen Laien" durch einen Vergleich die Situation noch verständlicher zu machen: es ist so, als wollte man die Flamme einer Kerze in der Nähe einer Jupiterlampe erkennen. Wir müssen in einem solchen Fall das Kerzenlicht vor dem überhellen Licht der Jupiterlampe abschirmen, um es sichtbar zu machen. So kann man sich auch gegen die kapazitive Übertragung der 220000 Millivolt der Netzspannung schützen, indem man die EKG-Aufnahme in einem abgeschirmten Raum, einem sogenannten Faradayschen Käfig, vornimmt. Ein Faradayscher Käfig besteht aus einem engmaschigen Metallnetz, welches den ganzen Untersuchungsraum einschließlich der Fenster und Türen überzieht. Dieser ist mit dem Erdpotential (mit der Wasserleitung) verbunden. Die Erde hat immer das Potential Null, weshalb von ihr keine Störungen ausgehen können. Ein Faradayscher Käfig ist aber seiner hohen Kosten wegen nur in wissenschaftlichen Laboratorien möglich. Wir müssen uns in der Praxis nach anderen Entstörungsmöglichkeiten umsehen. Das

Wechselstromstörungen

Null-Potential der Erde (Grundwasser) schließt Störungen absolut aus. Dieses Grundwasser wird aber nur über die Wasserleitung als Erdanschluß erreicht; Zentralheizungsrohre dagegen führen oft nur bis zum Heizkessel im Keller. Dieser wird aber zuweilen mit einem Schlauch gefüllt und hat daher nicht unbedingt Verbindung mit dem Grundwasser.

Wenn man einen Schuko-Anschluß zur Verfügung hat, kann man sich eine zusätzliche Erdleitung ersparen, da diese im Schuko-Anschluß bereits enthalten ist.

Das Patientenkabel hat 5 Adern. Eine dieser 5 Adern, welche am rechten Fuß angeschlossen wird, bringt das Erdpotential Null über den EKG-Apparat direkt an den Körper des Patienten. Damit ist der Patient geerdet. Er hat Null-Potential und kann daher selbst keine kapazitiven Wechselstromstörungen verursachen. Wir würden aber trotz der Verbindung des Patienten über das Erdungskabel am rechten Bein mit dem Null-Potential der Erde noch Wechselstromstörungen mitregistrieren, wenn es uns nicht gelänge, auch alle Elektrodenbleche elektrisch nahe an das Grundwasser-Null-Potential zu bringen. Nur wenn die Elektrodenbleche Null-Potential haben, kann es keine Wechselstromstörungen geben. Als wichtiger Faktor ist hier nun zu beachten, daß zwischen dem Elektrodenblech und dem Körperinneren die Haut mit ihren verschiedenen Isolationswerten liegt.

Hautwiderstand   Im Freien arbeitende und sonnengebräunte Menschen haben z.B. wesentlich höhere Hautwiderstände als andere. Der Hautwiderstand schwankt zwischen etwa 5000 Ohm und 200000 Ohm. Der Wechselstrom, der nun auf kapazitivem Weg von den Elektrodenblechen aufgenommen wurde, muß auf dem Weg zum Potential Null über den Körper des Patienten den eben geschilderten Hautwiderstand überwinden. Nach dem Ohmschen Gesetz entsteht beim Durchgang des elektrischen Stromes durch einen Widerstand ein Spannungsabfall, der mit der Größe des zu überwindenden Widerstandes zunimmt. Dieser Spannungsabfall der Störspannung wird nun von den Elektroden abgenommen und dem EKG-Apparat zugeleitet. Er würde daher gleichzeitig mit der Herzmuskelaktionsspannung aufgezeichnet werden, wenn nicht alle EKG-Apparate so konstruiert wären, daß sie Störspannungen eliminierten, welche in gleicher Größe und gleicher Phase und zur gleichen Zeit an den Elektroden auftreten. Diese Eliminierung ist aber nur dann möglich, wenn die Störspannungen nicht die Werte der Nutzspannung, die vom Patienten abgegriffen wird, um ein Vielfaches übersteigen. Es wurde eben festgestellt, daß der Apparat nur imstande ist, Störspannungen zu eliminieren, die in gleicher Größe, gleicher Phase und gleichzeitig an den Elektroden auftreten. Nun haben aber die Elektrodenbleche verschiedene Abstände von den störenden Lichtleitungen im Raum. Jene Elektrode, die der Installation dieser Leitungen näher liegt, empfängt auch einen größeren Störspannungswert. An den Hautwiderständen entstehen daher verschiedene Störspannungsabfälle. Ist der Unterschied zwischen den einzelnen Störspannungen nur $^1/_{1000}$ Volt, dann wird eine Wechselstromkurvenlinie von 1 Millivolt aufgezeichnet. Das entspricht einer Kurvenverbreiterung von der Höhe der Eichzacke. Dadurch wird natürlich die Stromkurve unbrauchbar. Man schützt sich am besten vor solchen Störungen, indem man den Hautwiderstand herabsetzt.

Zuerst versucht man, die Haut unter gehörigem Fingerdruck mit Elektrodenpaste fest einzureiben. Wenn dieser Versuch erfolglos ist, dann kann man die Haut ganz leicht mit einem mittelgroben Glaspapier abreiben. Man entfernt damit die gut isolierende Hornhautschicht und fördert außerdem die Durchblutung der Haut, wodurch der Widerstand noch zusätzlich verringert wird. Widerstandswerte von 200000 Ohm sind durch diese harmlose Prozedur auf etwa 5000 bis 8000 Ohm zu reduzieren. Widerstandswerte dieser Größenordnung sind relativ klein, die dadurch entstehenden Störspannungsabfälle sind unbedeutend und beeinträchtigen die Kurven nicht. Es ist auch zu bedenken, daß der Hautwiderstand von der Größe der Elektrode abhängt. Je größer die Elektrode ist, um so mehr verringert sich der Hautwiderstand. Die Brustwandelektrode ist aber im Vergleich zu den Extremitätenelektroden relativ klein. Deshalb zeichnet man beim Schreiben der Brustwandableitungen häufiger Störungen auf als bei den Standardableitungen. Wenn also Wechselstromstörungen nur im Bereich der Brustwandableitungen auftreten und eine „Glaspapierabreibung" nicht möglich ist, dann muß zumindest die Elektrodenpaste intensiv eingerieben werden. Bei sehr behaarten Patienten bewährt sich eine kräftige „Einseifung" der Brust. Die Haare werden dann weich, und die Elektrode kann leichter angelegt werden. Schließlich sei als Behelf gegen Wechselstromstörungen noch erwähnt, daß man das Patientenbett von der Wand wegrücken soll und daß Stehlampen, Radioapparate, Klingelleitungen und das Netzkabel des EKG-Apparates möglichst weit vom Patienten entfernt zu legen sind. Auch das Umpolen des Netzsteckers in der Steckdose hilft manchmal.

Wenn man sich orientieren will, welche Extremitätenelektrode nicht „elektrisch sitzt", dann schalte man der Reihe nach die Goldberger-Ableitungen ein. Ist die Kurve bei aVR gestört, dann liegt die Störungsursache am rechten Arm. Bei aVL-Störungen liegt die Ursache beim linken Arm; bei aVF-Störungen müssen wir das linke Bein kontrollieren.

Wenn man nicht völlig sicher ist, ob Netzspannungsschwankungen vorhanden sind, die von der Kompensationsschaltung des Apparates nicht ausreichend egalisiert werden, dann soll man wie folgt vorgehen:

Man beschafft sich von einem Radiohändler 3 Krokodilklemmen und verbindet die Stecker für den rechten, den linken Arm und den linken Fuß (ohne Patienten!) mit Hilfe dieser Klemmen. Die aufgezeichnete Linie soll nun unter normalen Bedingungen (Kompensationsschaltung in Ordnung) eine Gerade sein (Schalter auf 1. Ableitung).

Taucht man zwei Blechplättchen aus verschiedenen Metallen in eine leitende Flüssigkeit, so erzeugt man dadurch ein galvanisches Element.

Je nach der Natur des verschiedenen Blechmaterials und abhängig von der Zusammensetzung der Flüssigkeit (dem Elektrolyt) liefert dieses Element durch Polarisationsvorgänge eine bestimmte Spannung. Ähnlich verhalten sich auch die Elektrodenbleche, die wir unter Verwendung einer Flüssigkeit (Elektrodenpaste, Seife oder Wasser) an den Patienten angelegt haben. Würden die Elektrodenbleche alle aus völlig gleichem Material bestehen, dann könnte keine Polarisationsspannung entstehen. Leider ist dies praktisch nicht durchführbar, und schon geringste Verunreinigungen genügen, um doch Polarisationsvorgänge zwischen den Elektrodenblechen hervorzurufen. Basische Flüssigkeiten (Seife, Elektrodenpaste) verursachen kleinere Polarisationsspannungen als saure Medien. Darum dürfen wir niemals die früher beliebte physiologische Kochsalzlösung verwenden. Wenn diese Polarisationsspannungen sich gleich bleiben würden, dann wären sie ohne Einfluß auf die Stromkurve, weil die Schaltung im Apparat derart ist, daß Gleichspannungswerte, wenn sie sich der Größe nach nicht ändern, auch nicht zur Darstellung kommen. Die Polarisationsvorgänge brauchen aber einige Zeit, bis sie sich stabilisiert haben. Man muß also nach dem Anlegen der Elektroden etwas warten, bis sich die Stromkurve beruhigt hat.

Wandernde Null-Linie Trotz dieser „Kleinelemente", die durch die Elektrodenbleche zwischen Apparat und Patient entstehen, kann man einwandfrei Kurven registrieren, wenn diese Elemente, was die mechanische Bewegung betrifft, völlig ruhig liegen. Wenn Elektroden nicht sorgfältig angelegt werden, oder wenn an ihnen das Patientenkabel einen Zug ausübt, dann entstehen sogar durch die Atembewegung allein schon grobe Auslenkungen der Null-Linie nach oben oder unten. Besonders wirken sich solche Fehler bei den Brustwandableitungen aus. Man soll deshalb das Patientenkabel auch nicht zwischen Apparat und Elektroden durchhängen lassen. Es ist besser, dem Patienten die Kabelmitte (von wo aus sich die 5 Adern verzweigen) auf den Leib zu legen. Manchmal ist es notwendig, während des Schreibens der Brustwandableitungen den Atem anhalten zu lassen. Bei schwitzenden Patienten muß der saure Schweiß sorgfältig neutralisiert werden, damit er keine Elektrolyt-Störungen verursacht (Abwaschen und Abseifen!). Zwischen der Haut des Patienten und den Elektrodenflächen soll sich ein Gewebe als Elektrolyt-Träger befinden. Es ist vorteilhaft, waschbare Leinenbezüge für die Elektrodenbleche anzufertigen, die dann aber peinlich sauber gehalten werden sollen. Sowohl die Leinenbezüge als auch die Filzbespannungen der bewährten Klammerelektroden sollten ab und zu in Sodalösung ausgekocht werden.

Verzitterung Verzitterungen der Stromkurve (Muskelzittern) können entstehen, wenn der Patient sich nicht völlig entspannen kann. Dazu ist außer einer Behaglichkeitstemperatur im Raume ein bequemes breites Bett zur EKG-Aufnahme nötig. Es empfiehlt sich, die Gelenke in bequemer Mittelstellung zu halten (Arme leicht abwinkeln, zusammengerollte

Decke unter die Knie). Besonders bei alten Leuten ist dieser Rat wichtig. Bei manchen Patienten ist es auch notwendig, ihnen die Angst vor der ersten Aufnahme mit einem so komplizierten elektrischen Apparat zu nehmen, indem man ihnen erklärt, daß hier nicht elektrischer Strom auf den Patienten einwirkt, sondern umgekehrt nur der Strom, der bei der Herztätigkeit entsteht, gemessen wird. Bei großen Räumen empfiehlt sich ein Infrarotstrahler über dem EKG-Bett. Behaglichkeit ist überhaupt das Stichwort für das gute Gelingen einer EKG-Aufnahme. Deshalb ist es auch wichtig, daß die Temperatur des Wassers, mit dem die Elektrodenbezüge angefeuchtet werden, weder zu hoch noch zu niedrig ist.

Abschließend sollen noch zwei Methoden erwähnt werden, mit denen man die gute Funktion von EKG-Apparaten prüfen kann.

Alle Schreibhebelgeräte haben zwischen Hebel und Papier einen Reibungswiderstand zu überbrücken. Dadurch sind sie nur schlecht in der Lage, etwa ein zweigipfeliges P oder ein nur angedeutetes Q zu registrieren. Auch eine Aufsplitterung von R kann im Schreibsystem untergehen. *Apparatfunktionsprüfungen*

Um sich zu vergewissern, daß dieser so eminent wichtige Reibungswiderstand nicht zu groß ist, versucht man durch Herabdrehen des Empfindlichkeitreglers eine Eichzacke von nur einem Millimeter zu schreiben. In den wenigsten Fällen wird eine solche „Mini-Eichzacke" den gewünschten senkrechten Anstieg aus der Null-Linie haben. Das aufgezeichnete Gebilde soll aber doch noch ein deutliches Trapez sein. Ein Schreiber, der sich bei der 1 mm/1mV Eichzacke aus der Isoelektrischen „herausquält", wird kleine Potentialdifferenzen nicht sichtbar werden lassen.

Strahlschreiber haben diese Mängel nicht, da der Tintenstrahl keine Reibung hat.

Auch bei Drei- oder Mehrfach-Schreibern ist die erwähnte Kontrolle empfehlenswert. Bei ihnen kommt als weitere wichtige Funktionsprüfung die Kontrolle der Gleichartigkeit der Eichzacke in allen Kanälen dazu. In allen Kanälen werden absolut gleiche Eichzacken zu einem Zentimeter geschrieben. Aus den Wilsonableitungen sucht man die mit der ausgeprägtesten Zacke heraus.

Nun verbindet man sämtliche Brustwandstecker durch Zusammenstecken oder Verwendung von Alligator-Klemmen mit der für das betreffende Kurvenbild zuständigen Brustwandelektrode. Wenn man jetzt registriert, müssen lauter völlig identische Kurven entstehen. Ist eine davon zu klein, dann ist die Eichspannung, die normalerweise 1 cm betragen sollte, zu groß.

Eine Kippbewegung der Brustwandelektroden (durch den Spitzenstoß) kann zur Verzerrung der Kurve führen. Um dies zu verhindern gibt es neuerdings Brustwand-Saugelektroden, die den Steckanschluß unmittelbar am Saugball haben.

16. Abschließende Warnungen zur EKG-Diagnostik

Ein großer Teil des „Unbehagens" und der Enttäuschungen mancher in der Elektrokardiographie dilettierenden Ärzte rührt daher, daß sie die Möglichkeiten und Grenzen dieser diagnostischen Hilfsmethode falsch beurteilen.

Was kann heute das EKG leisten?

In folgenden Bereichen der Herzdiagnostik hat das EKG immer ein wichtiges Wort mitzureden:
bei den Herzrhythmusstörungen,
in der Infarktdiagnostik,
bei Verdacht auf Hypertrophie einzelner Herzteile.

16.1. Herzrhythmusstörungen

In der Differenzierung von Herzrhythmusstörungen ist das Elektrokardiogramm durch keine andere Untersuchungsmethode zu ersetzen. Der extrem langsame Puls (Sinusbradykardie?, sinu-aurikulärer Block?, av-Block?, Kammerautomatie?) wie der extrem schnelle Puls (Sinustachykardie?, paroxysmale supraventrikuläre Tachykardie oder Vorhofflattern?, Kammertachykardie?) erfordern ebenso eine EKG-Kontrolle wie die erstmals aufgetretene Unregelmäßigkeit (Extrasystolen gleichen oder verschiedenen Reizursprungs?, Vorhofflimmern?). Die plötzlich auftretende Pulslosigkeit bei einem Kreislaufstillstand, einem sogenannten Morgagni-Adams-Stokes-Anfall, kann entweder durch einen völligen Stillstand oder durch eine hochfrequente Tätigkeit des Kammermyokards (z. B. durch eine Kammertachykardie) hervorgerufen werden. In beiden Fällen, sowohl bei der Lähmungsform als auch bei der Erregungsform dieser seltenen Anfälle, wird die Peripherie hämodynamisch nicht mehr ausreichend mit Blut versorgt. Für die Therapie kann die Unterscheidung durch eine EKG-Schreibung unter Umständen lebenswichtig sein.

16.2. Infarktdiagnostik

Die objektive Sicherung, Lokalisation und Verlaufbeobachtung bei einem Herzinfarkt ist eine weitere wichtige Domäne der Elektrokardiographie. Aber es muß gleich einschränkend gesagt werden, daß uns das EKG in etwa 10% der frischen und in etwa 50% der alten Infarktereignisse diagnostisch im Stich läßt. Die typischen Veränderungen in der Anfangsschwankung (Kammerkomplex) und der Nachschwankung, die für eine sichere Infarktdiagnose aus dem Elektrokardiogramm verlangt werden, treten zuweilen erst nach Tagen auf. Ein infarktverdächtiger, schwerer stenokardischer Anfall, ein akutes Syndrom (Leukozytose, beschleunigte Blutkörperchensenkung, Fieber) und die Erhöhung der Transaminasewerte müssen im Einzelfall noch vor dem typischen EKG für die Einleitung der Therapie den Ausschlag geben. Vergleichs-Untersuchungen innerhalb der ersten 24 Stunden über die Wertigkeit von Serumenzymen und EKG ergaben, daß im Durchschnitt nach wie vor dem EKG die größte Aussagekraft zukommt, und zwar gerade im Frühstadium des Herzinfarktes, in dem die Fermente noch in hohem Prozentsatz negativ sein können.

16.3. Verdacht auf Hypertrophie einzelner Herzteile

Für die Differentialdiagnostik der angeborenen und erworbenen Klappenfehler kann uns das Elektrokardiogramm in der Zusammenschau mit dem Röntgenbefund, dem Phonokardiogramm und anderen Untersuchungsmethoden wertvolle Hilfe leisten. Bei der Mitralostiumstenose finden wir oft im EKG eine so typische Kombination von Zeichen einer Hypertrophie des linken Vorhofs (P sinistrocardiale) und der rechten Kammer (Steiltyp, typische Veränderung der Depolarisation und Repolarisation über dem rechten Präkordium), daß man schon aus der Stromkurve allein die Vermutungsdiagnose stellen kann. Auch für die Diagnose des Cor pulmonale chronicum bietet das EKG dem Erfahrenen wertvolle Anhaltspunkte. Man versucht sogar, hämodynamisch verschieden bedingte Hypertrophieformen (Widerstands- und Volumenhypertrophie, systolische und diastolische Überlastungen) elektrokardiographisch zu unterscheiden, was sich allerdings nur in den Frühstadien unkomplizierter und typischer Herzfehler als eingeschränkt möglich erwiesen hat.

Welche diagnostischen Hilfen werden vom EKG zu Unrecht erwartet? Was kann das
Nicht erfüllt haben sich alle Erwartungen, die man in das Elektro- EKG nicht
kardiogramm zur Beurteilung und Differenzierung von morphologischen leisten?
und funktionellen Änderungen im Herzmuskel, seiner Durchblutung und seines Stoffwechsels gesetzt hat. Die Veränderungen der Nachschwankung sind meistens vieldeutig. (Das ist auch verständlich, wenn man an die „Ausdrucksarmut" der Nachschwankung denkt. Die ST-Strecke kann nur gehoben oder gesenkt sein und die T-Welle kann nur zwischen positiv und negativ variieren.) Die Ursachen aller Nachschwankungsveränderungen sind meist sehr komplex. Im Einzelfall läßt sich eine extrakardial bedingte Änderung der Herzmuskelfunktion (z. B. durch vegetative Labilität) von einer primär kardial morphologisch verursachten Myokardbeeinträchtigung (z. B. durch Koronarsklerose) nicht immer unterscheiden. Am ehesten ist dies noch aus der Verlaufsbeobachtung möglich. Auch die nach wie vor im Vordergrund des Interesses stehen-

Sachregister

Aberrierende Leitung 110, 119, 122, 125, 126
Ableitungen des EKG 8
–, bipolare 9
– Brustwand, s. Wilson-Abltg. 13, 14, 104
– nach Frank 17, 18, 19
– nach Goldberger 10
– nach Nehb 14, 15
– Oesophagus 15
–, orthogonale 17, 18, 19
Achse, elektrische 4, 20, 24, 66
–, anatomische 6, 24, 66
Achsendrehungen 24–28
Adams-Stokes-Anfall, s. Morgagni-Adams-Stokes-Anfall 123, 126, 154
A-H-Zeit 117, 118
Aktionsstrom 2, 3
Allorhythmie 122
Amplitude 30, 31, 32, 58, 60, 62, 64
Aneurysma der Herzwand 81
Anfangsschwankung s. Hauptschwankung 29, 30, 52 bzw. 3, 41, 94
Angina pectoris s. Stenokardie 92, 104, 106
Angst-EKG 145
Ankunft des negativen Potentials 33
Ante-Systolie 52, 53
Anteroseptalinfarkt 45, 75, 76, 78, 87, 91, 93
Antikoagulantien 83
Aorten-(Klappen)-Insuffizienz 46, 60, 61, 65
Aorten-(Klappen)-Stenose 60, 61, 65
Apparatfunktionsprüfung 153
Arbeitsbelastung s. Belastungs-EKG 104–107
Arrhythmie s. auch Rhythmusstörungen 109–130
– absolute 110
– respiratorische 112
– rhythmische 122
Artefakte s. auch Technik 135, 149–153
Aschoff-Tawara-Knoten s. av-Knoten 38, 116, 119
Asystolie s. Adams-Stokes-Anfall 123, 154
Aurikuläre Tachykardie mit av-Block s. paroxysmale Vorhoftachykardie mit av-Block 125
Außenschichtalteration 70, 80, 91, 96
Auswertung des EKG 158
Automatie 119, 126, 127
av-Block 39, 51, 114–118, 130
av-Diagramm 109
av-Dissoziation 127, 146
av-Intervall 30, 52–55, 114–118, 120, 127
– –, kindliches 141
av-Knoten 38, 39, 54, 116, 119

av-Knotenrhythmus s. Knotenrhythmus 110, 119, 120, 122, 123, 127, 146
av-Überleitungszeit s. av-Intervall 30, 52–55, 114–118, 120, 127

Bachmannsches Bündel 38
Bahnen 38, 39, 53
–, paraspezifische 53, 54
Bedarfsschrittmacher 131, 132
Beginn der größten Negativitätsbewegung 33
Belastungs-EKG 104–107
Betrachtungsweise, vektorielle 1
Beurteilung des EKG 158
Bigeminus 101, 121, 122
bioelektrisches Grundgesetz 1
Block, av- 39, 51, 114–118, 130
–, bifaszikulärer 40, 45, 47, 48
–, diskordanter 42
–, inkompletter 40
–, intermittierender 40
–, klassischer 42
–, kompletter 40
–, konkordanter 42
–, linksanteriorer 39, 40, 44, 47
–, linksposteriorer 39, 40, 44, 47
–, sinuaurikulärer 112, 113, 114
–, totaler 39, 113, s. auch kompletter 116
–, trifaszikulärer 39, 40, 48
–, unidirektionaler 124
Block, unifaszikulärer 40
–, Wilson 51
Blockdissoziation 116
Bouveret-Hoffmann-Tachykardie 125
Bradykardie 101, 112, 154
Bündelstamm 38, 117
Bronchuskarzinom 100
Brustwandableitungen 13–15, 27, 53, 80, 91

Calcium 98–100
Carditis rheumatica 96
Central terminal 9–11, 104
Cholezystopathie 97
Coma diabeticum 100
Concertina-Effekt 53
Cor pulmonale acutum 64, 67, 85, 86
Cor pulmonale chronicum 58, 89, 91, 155

Deformierung, monophasische 80
Delta-R-Zacke 53–55

Demandschrittmacher 131, 132
Depolarisation 40, 62, 71–74
deszendierende ST-Senkung 105
Dextroversio cordis 66
Differenzkonstruktion 1
Digitalis 100, 101, 106, 125, 127
Dilatation 60, 61
Dipol 3, 5, 6
Dislokation der Elektrode 134
Dissoziation, atrioventrikuläre s. av-Dissoziation 127
Doppelhypertrophie 66
Doppelrhythmus s. Pararhythmie 126–130
Drehungen des Herzens 24–28
Dreieck, Einthovensches 3, 5, 8
Ductus Botalli persistens 65
Dysthyreose 97

EAG 15
Eichzacke 63, 153
Eintrittsblock 127
EKG, Beschreibung 29–37
–, Formblatt 37
–, kindliches 135
–, Technik 149
Ektopie 119, 124
Elektroatriogramm s. EAG 15
Elektroden 2, 4, 8–19, 104, 131, 149
Elektrodenpaste 151
Elektrogramm 3
Elektrolytstörungen 98
Elektrostimulation s. Schrittmacher 131–134
Elektroventrikulogramm s. EVG 15
Emphysem 31, 47, 58, 62, 91, 96, 156
Endteilveränderungen 94–103
Epithelkörperchenadenom 100
Erdleitung 150
Erdpotential 149
Ergometrie 104–107
Erguß 62
Ermüdung der Erregungsleitung 110, 121
Erregung, kreisende 55, 110, 124
Erregungsausbreitung 1, 29, 33, 38
Erregungsleitung 39
Erregungsleitung, retrograde 123, 124
Erregungsrückbildung 3, 94, 119, 157
Erregungsrückbildungsstörung 94–103
Ersatzmechanismen 113
Ersatzrhythmen 118, 119, 122, 123
Ersatzsystolen 119, 122
Erstickungs-T 72, 81
EVG 15
Extrasystolen 110, 119–122, 124, 130
Extrasystolen, polytope 120, 121
Extremitätenableitungen 8–12

Fahrrad-Ergometrie 104–107

Fallgruben der Diagnostik 83, 156
Faraday-Käfig 149
Faszikel 38–51, 118
Feld, elektrisches 4
Fermente 155
Flattern 100, 110, 111, 112, 126
Flimmern 99, 100, 110, 126
F-Welle 110
f-Welle 110
Fokus 119, 124, 125
Frank-Eingang 19
Frontalebene 10, 13, 18, 23
fusion beat 121

Gallavardin-Tachykardie 125
Galvanometer 2
Gelenkrheumatismus 96
Glaspapierabreibung 151
Goldbergerableitungen 10
Größe, skalare 6
Größe, vektorielle 6
Grundgesetz, bioelektrisches 1
Grundrhythmus 119, 120, 122

H-Zacke 117
Halbseiteneffekt 101
Hauptschwankung s. Anfangsschwankung 3, 41, 94
Hautwiderstand 150
Hemiblock 39, 40, 43, 44
Herzachse 24–28
Herzfehler und EKG 62
Herzinfarkt s. Infarkt 69–93
Herzjagen 125
Herzlage, Bestimmung der 25
Herzrhythmusstörungen 48, 101, 109–130, 154
–, Häufigkeit 130
Herzschrittmacher s. Schrittmacher 131–134
Herzwandaneurysma 81
Heterotopie 48, 119, 122, 124, 126, 127
–, aktive 119, 124
–, passive 48, 122
Hexaxialsystem 12
high voltage 31, 62
Hinterwandinfarkt 15, 79, 83, 156
Hinterwandinfarkt, Differentialdiagnose 84–89
Hissches Bündel 50, 51, 116, 117
His-Bündel-Elektrographie s. His-Elektrogramm 51, 117
His-Bündel-Rhythmen 123
His-Elektrogramm 51, 117
H-V-Zeit 117
Hochspannung s. high voltage 31, 62
Hochspannungs-EKG 31, 62
hohe Infarkte 80
Horizontalebene 13, 14, 18, 23
Horizontaltyp 25
Hyperkaliämie 99, 100

Hyperkalzämie 99
Hyperthyreose 100
Hypertonie 67, 95
Hypertrophie 57, 60, 155
Hypertrophie der Kammern 60–68
– der Vorhöfe 57–60
–, exzentrische 65
–, konzentrische 65
Hyperventilationstetanie 98
Hypokaliämie 98–100
Hypokalzämie 98–99
Hypoxie 72, 73, 95, 96

Iatrogene EKG-Schäden 157
Idioventrikularrhythmus 116
Indifferenztyp s. Normaltyp 26
Infarkt 15, 17, 39, 45, 69–93, 106, 154, 156
–, anterolateraler 78
–, anteroseptaler 78
–, apikaler 79
–, Differentialdiagnose 83–92
– der Hinterwand 79
–, posterolateraler 79
–, Stadien 80, 81
–, subendokardialer 79
–, Topographie 75
– und Schenkelblock 92, 93
–, Vorderwand- 15, 77, 90, 91, 93
Initialvektor 27, 70, 69, 125
Innenschichtalteration 73, 96
Inspirium 24, 84
Insult, zerebraler 92
Integralvektor 6
Interferenzdissoziation 127
interponierte Extrasystolen 122
Intoxikation 100, 101
intrinsicoid deflection s. QR 32
Ischämie 71, 72, 105
Isoelektrische Linie 30
Isopotentiallinien 3, 4
isorhythmische Dissoziation 127

James-Bündel 54
Junction-point 53

Kalium im Serum 98–100
Kaliumintoxikation 100
Kalzium im Serum 98–100
Kammeranarchie 125
Kammerautomatie 110
Kammerendteil 29
Kammerersatzrhythmen 123
Kammerextrasystolen 119, 120
Kammerflattern 112, 126
Kammerflimmern 99, 126
Kammerkomplex 30
Kammerleitungsbahnen 38, 39

Kammerleitungssystem 38, 39
Kammertachykardie 124, 125
Kardiosklerose 95
Karditis 96
Kentsches Bündel 53, 54
Kerbungen 30
kindliches EKG 135
Klappenfehler 95
Knotenrhythmus 110, 119, 120, 122, 123, 127
Knotentachykardie 124
Kombinationssystole 121, 125, 132
Kontraindikation zum Belastungs-EKG 106
Konkordanz 42
Koronararterien s. Kranzarterien 39, 76, 77
Koronare Herzkrankheit 104–106
Koronarinsuffizienz 62, 73, 95, 102, 105, 157
Korthsche Hypertrophienachschwankung 64, 95
Kranzarterien 39, 76, 77
Kreislauffunktionsprüfung 145
Kupplung 110, 119, 120, 130

Ladung, elektrische 1–3
Lage, Deutung im EKG 24
Lage, elektrische 24
Lage-Q_3 84
Lagetypen 25
Lagetypen, überdrehte 44, 65
LGL-Syndrom s. Lown-Ganong-Levine Syndrom
Läsion 69, 70, 80
Lateralinfarkt 78, 79
Leiterdiagramm 109
Leitung, aberrierende 110, 119, 122, 125, 126
Leitungsstörungen, atrioventrikuläre 50, 51, 114
–, intraaurikuläre (intraatriale) 114
–, sinuaurikuläre s. Block 112
–, ventrikuläre 38–51, 61
Leitungsverzögerung 48, 50, 114–118, 119
Linkshandsystem 19
Linkshypertrophie 62, 63, 65
Linkslage 25
Linksschenkelblock 40, 45, 46
Linkstyp 25, 26
–, pathologischer 66
low voltage 31
Lown-Ganong-Levine Syndrom 54
Lungenembolie 67
Lungeninfarkt 87

Mahaimsches Bündel 54
Maskierung 62, 83
Membran 1
Mitralstenose 67, 68, 155
Mittellage 25
Mobitz-Block 114, 116, 117
Momentanvektor 23
Morgagni-Adams-Stokes Anfall 123, 126, 154
Muskelzittern 152

Myokardfibrose 65, 68, 156
Myokardinfarkt s. Infarkt 15, 17, 39, 45, 69–93, 106, 154, 156
Myokarditis 96, 146
Myokardose 95
Myokardschaden 144, 157

Nachschwankung s. Repolarisation 3, 35, 40, 53, 64, 93, 94, 155
– bei Hypertrophie 64
–, diskordante 45, 65, 144
Nachschwankungsveränderungen 30, 85, 93, 94–103
–, primär extrakardiale 97
–, primär kardiale 95
Negativitätsbewegung, größte 33
Nehbsche Ableitungen 14, 15, 79
Nehbsches Dreieck 14
Nekrose 69, 80, 83
Netzspannungsschwankungen 151
Neugeborenen-EKG 135
Neurovegetative Störungen 97
Niederspannungs-EKG 31, 62
Nomotopie 120
normales EKG 29
Normaltyp 25, 26
Null-Linie 3, 4, 102
–, wandernde 80, 152
Nullpotential 4
Nullpunkt 9

Oberer Umschlagpunkt s. OUP 32, 33
Oesophagus-Ableitungen 15, 16, 79
orthogonales Ableitungssystem 17
Orthostase-Syndrom 60, 95, 97, 145
Ostitis fibrosa 100
OUP 32, 33

P-A-Zeit 117
P-cardiale 59, 60, 67
P-dextroatriale 58
P-dextrocardiale 57, 58
P-mitrale 58, 59
P-pulmonale 58
P-sinistroatriale 58, 59
P-sinistrocardiale 58, 59
P-Zacke (Welle) 29, 57–60, 110, 114, 119, 146
Pacemaker s. Schrittmacher 131–134
Panzerherz 92
Pararhythmie 126, 127
Parasympathikotonie s. Vagotonie 30, 92, 96, 98
Parasystolie 120, 126, 127, 131
Pause, kompensatorische 110, 122
–, postextrasystolische 122
–, präautomatische 123
Perikardektomie 92
Perikarditis 92, 96

Perikarditis epistenocardica 70, 96
Polarisation 1
Potentialdifferenz 2. 3
P-Q-Zeit 30. 114–118. 120. 127
premature beat 119
Präexzitation 52, 53
Pubertät 97, 145
Pulmonalstenose 60

QR-Zeit 32, 33, 40, 41, 42, 43, 45, 46, 63, 64, 67
QRS-Komplex 30
QS-Zacke 70
QT-Dauer 34, 40, 98–101
Querlage 25
Q-Zacke, normale 30–32, 46
–, pathologische 69

R auf T-Phänomen 121
R-R'-Konfiguration 141
R-Zacke 3, 25, 30–32
Rechtshypertrophie 62, 63
–, physiologische 136, 156
Rechtsschenkelblock 40–42
–, inkompletter 43
–, physiologischer 43
Rechtstyp 25, 26, 42, 44
–, pathologischer 66
Re-entry-Mechanismus 124
Refraktärphase 120, 122, 127
Reizbildung, heterotope 124
Reizbildungsstörungen 119
Reizleitungssystem s. Erregungsleitungssystem 38
Reizschwelle 134
Repolarisation 3, 33, 40, 71–74, 94–103, 155
Rheumatismus 96
Rhythmus, idioventrikulärer 116
Rhythmusstörungen 48, 101, 109–130, 154
Rhythmusstörungen, Häufigkeit 130
roller-coaster-Syndrom 64, 65
Rotationen des Herzens s. Drehungen 24–28

Sagittalachse 24
– in den orthogonalen Ableitungen 18
Sagittalebene 18
Salven 121
Saugelektroden 147
Schenkelblock 38, 40–51, 120
– und Infarkt 92, 93
Schrittmacher-EKG 131–134
Schrittmacherrasen 134
Schrittmacherstörungen 134
Schrittmacher, wandernder 30, 114, 146
Schutzblock 127
Schwarte 62
Seitenwandinfarkt s. auch Lateralinfarkt 15, 78
Septumerregung 21, 27, 46
Septuminfarkt 79

163

Taschenbücher Allgemeinmedizin

Herausgeber: N. Zöllner, S. Häussler,
P. Brandlmeier, I. Korfmacher

Die Allgemeinpraxis

Organisationsstruktur – Gesundheitsdienste – Soziale Einrichtungen
Von P. Brandlmeier, R. Eberlein,
H.J. Florian, U. Franz, F. Geiger, H. Haack,
F. Härter, H. Pillau, M. Pilz, O. Scherbel,
W. Segerer, H. Sopp
Bandherausgeber: P. Brandlmeier
31 Abbildungen. X, 143 Seiten. 1974
DM 16,–; US $ 7.10
ISBN 3-540-06700-0

H.-G. Boenninghaus

Hals-Nasen-Ohrenheilkunde für den Allgemeinarzt

28 Abbildungen. XII, 103 Seiten. 1976
DM 24,–; US $ 10.60
ISBN 3-540-07737-5

Gastroenterologie

Von P.H. Clodi, K. Ewe, F.H. Franken,
G. Gohrband, C. Herfarth, J. Horn, K. Krentz
Herausgeber: P.H. Clodi
9 Abbildungen, 78 Tabellen. XX,
203 Seiten. 1976
DM 29,80; US $ 13.20
ISBN 3-540-07820-7

Kardiologie, Hypertonie

Von F. Anschütz, U. Gaissmaier, W. Hahn,
O. Klaus, H. Lydtin, J. Schmidt, E. Zeh
Bandherausgeber: D. Klaus
38 Abbildungen. XII, 248 Seiten. 1974
DM 24,–; US $ 10.60
ISBN 3-540-06701-9

Hausärztliche Versorgung

Bereitschafts- und Notdienste.
Der kranke Mensch.
Labordiagnostik
Von P. Brandlmeier, U. Franz, F. Geiger,
H. Hege, I. Korfmacher, E. Kühn, I. Leitner,
H. Pillau, R. Pohl, H.H. Schrömbgens,
H. Sopp, W. Zander, W. Zierhut,
B. Zoennchen
Bandherausgeber: P. Brandlmeier
22 Abbildungen. XVI, 139 Seiten. 1974
DM 18,–; US $ 8.00
ISBN 3-540-06999-2

H. Loew, P. Mellin, H. Olbing

Nephrologie – Urologie

Bandherausgeber: H. Losse
28 Abbildungen, 55 Tabellen. XII,
170 Seiten. 1975
DM 28,–; US $ 12.40
ISBN 3-540-07337-X

Stoffwechsel – Ernährung – Endokrinium

Von H.J. Bauer, P.-U. Heuckenkamp,
H.J. Karl, P. May, E. Standl, G. Wolfram,
N. Zöllner
Bandherausgeber: N. Zöllner, G. Wolfram
11 Abbildungen, 100 Tabellen. XII,
213 Seiten. 1975
DM 28,–; US $ 12.40
ISBN 3-540-07475-9

Preisänderungen vorbehalten

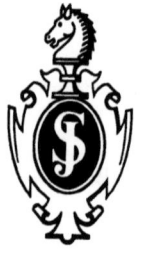

Springer-Verlag
Berlin
Heidelberg
New York

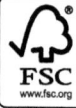

MIX
Papier aus verantwortungsvollen Quellen
Paper from responsible sources
FSC® C105338

If you have any concerns about our products,
you can contact us on
ProductSafety@springernature.com

In case Publisher is established outside the EU,
the EU authorized representative is:
**Springer Nature Customer Service Center GmbH
Europaplatz 3, 69115 Heidelberg, Germany**

Printed by Libri Plureos GmbH
in Hamburg, Germany